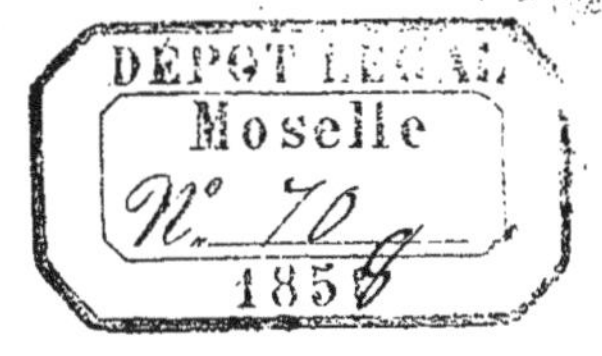

DES

ANESTHÉSIES

EN GÉNÉRAL

DE LEURS

EFFETS PHYSIOLOGIQUES ET PATHOLOGIQUES

ET SURTOUT

de l'Élément chimique qui spécialement produit l'Anesthésie

Par M. le Docteur OZANAM.

(Extrait de l'*Exposé des Travaux de la Société des Sciences médicales du département de la Moselle, 1857-1858.*)

Metz. — Typ. J. VERRONNAIS, rue des Jardins, 14.

Felix qui potuit rerum cognoscere causas.
(VIRGILE.)

AVANT-PROPOS.

La question posée par la Société des sciences médicales de la Moselle est venue combler un de mes vœux ; je ne pouvais concevoir en effet que depuis tant d'années, les médecins fissent usage de l'anesthésie sans avoir cherché à scruter le mystère de cette admirable découverte. Il s'agissait de savoir quel était le principe immédiat, auquel appartenait le pouvoir d'éteindre la sensibilité, afin que la chirurgie éclairée par cette connaissance pût varier et modifier à son gré sa force et son pouvoir.

Or, ce principe, je crois l'avoir prouvé, c'est le carbone.

Quatre-vingt-sept expériences, la plupart consignées dans ce travail, en donnent la démonstration. Sur ce nombre, 77 me sont personnelles, à savoir : 27 sur l'acide carbonique, 32 sur l'oxyde de carbone, 18 sur l'acide cyanhydrique; mais j'ai dû en négliger un certain nombre pour éviter trop de répétitions.

En démontrant que le carbone arrêtait les manifestations de la sensibilité, il importait de trouver en même temps le corps qui pouvait le mieux la ranimer; ce corps c'est l'*oxygène*, comme je le prouverai aussi dans ce travail.

Oxygène et *carbone*; la vie oscille continuellement entre ces deux moteurs, et l'homme ne fait pas un effort, ne subit pas une émotion sans que le retentissement de ces actes sur la respiration et l'hématose, ne fasse varier la proportion de ces deux éléments.

Parti d'une idée théorique, j'ai cherché à la vérifier par l'analyse exacte et consciencieuse de tous ses éléments, le l'ai trouvée juste, et la démonstration que j'en donne, pourra satisfaire, j'en ai l'espoir, à toutes les exigences de la science moderne.

§ Ier. — Des Anesthésies en général*.

> Se peut-il donc? On dit qu'un moment aspirée,
> Une vapeur subtile, une essence éthérée,
> Au système nerveux impose la torpeur,
> Et d'un double néant donne l'aspect trompeur!
> Qu'en ce moment le corps, sans qu'un muscle se plisse,
> Subit à son insu l'instrument du supplice.
> Que l'Hôtel-Dieu n'est plus l'arène du martyr,
> Que de ses corridors on n'entend plus sortir
> Ces hurlements aigus qui nous traversaient l'âme,
> Et montaient du parvis aux tours de Notre-Dame.
> . . . .
> L'un, de son être encor, garde la conscience,
> Il entend sur ses os grincer l'expérience;
> L'autre, pareil aux morts couchés au cimetière,
> N'est qu'un bloc insensible, une inerte matière.
>
> (BARTHÉLÉMY. *Zodiaque poétique*, 1843.)

C'est un préjugé facilement reçu dans le monde, que la médecine est une science vague, stationnaire, qui depuis Hippocrate a fait peu de progrès; cependant notre siècle a vu paraître dans les sciences médicales la plus belle découverte des temps modernes, la plus utile surtout, celle de l'*anesthésie*.

L'*anesthésie* est l'art de rendre l'homme insensible à la douleur physique : peu de personnes en connaissent l'histoire. Les noms de Davy, de Morton, de Jackson, auteurs d'un si grand bienfait, sont restés presque inconnus.

L'étude que nous entreprenons ici sera d'esquisser à grands

* SOURCES : DAVY, *Chemical and philosophical researches, chiefly concerning nitrous oxyde or dephlogisticated nitrous air and its respirations*. London 1800, in-8°. — JACKSON. *Défense des droits du docteur Ch.-T. Jackson, à la découverte de l'éthérisation, par les frères Lord, conseillers.* — MORTON. *Mémoire sur la découverte du nouvel emploi de l'éther sulfurique, suivi de pièces justificatives.* Paris, 1847. — BOUISSON. *Traité théorique et pratique de la méthode anesthésique.* Paris, 1855. — FIGUIER. *Histoire des principales découvertes modernes.* Paris, 1855.

traits la marche de l'esprit humain pour arriver à cet admirable résultat : il est toujours intéressant de suivre la vie d'une idée à travers les siècles, depuis le jour où elle n'était qu'une simple abstraction de l'esprit, une pure théorie, une âme sans corps, jusqu'à celui où elle arrive à son état parfait, au milieu de transformations bien diverses.

Et que pourrait-on imaginer de plus admirable, de plus magique ? D'un côté de pauvres malades brisés par la douleur, anéantis par la souffrance ; ils ne peuvent espérer de prolonger leurs jours qu'au prix de souffrances plus grandes encore ; il faut qu'ils soient éprouvés par le fer ou par le feu pour garder les restes d'une languissante vie. D'autre part, une main bienfaisante qui fait passer dans leur haleine une douce vapeur, comme un souffle embaumé ; cet élément subtil et puissant pénètre dans les profondeurs de l'être ; anéantit aux sources même de la vie la sensibilité, porte partout le calme, l'oubli de la douleur, transforme le supplice en plaisir et la souffrance en joie.

§ II. — De l'Anesthésie avant l'Éther.

La Pierre de Memphite. — La Mandragore. — Le Hatschisch. — Les Solanées vireuses. — Le Magnétisme.

Nil sub sole novum, rien n'est nouveau sous le soleil ; quelle que soit la profondeur des découvertes modernes, une critique sévère peut en retrouver l'origine dans les temps reculés ; on en suit pour ainsi dire la généalogie, jusqu'au jour où elles éclosent dans toute leur splendeur, avec toute leur utilité pratique.

L'idée de calmer la douleur fut le rêve de tous les siècles, et la médecine ancienne dut s'en préoccuper pour ainsi dire au chevet du premier malade.

La nature elle-même semblait mettre sur la trace de cette découverte; l'homme est, en effet, le seul être qui ne puisse supporter qu'une certaine somme de douleur. L'animal souffre jusqu'à la fin, jusqu'à la mort; mais, pour l'homme, Dieu permet qu'arrivé à un certain degré de souffrance, il tombe dans cet anéantissement qu'on appelle défaillance, et dans lequel la sensibilité s'éteint comme dans l'anesthésie.

Mais, entre l'idée et l'application, quelle distance! que d'essais infructueux! que d'efforts inutiles! Combien de vies entières devront s'user à poursuivre un projet avant de le réaliser.

Plus d'une fois la science épuisée s'arrêtera, comme s'il lui fallait reprendre haleine, avant de pouvoir aller plus loin.

Il faut remonter jusqu'à Pline pour trouver les premières notions sur les différents moyens d'arrêter la douleur. Ce célèbre naturaliste nous cite dans ses écrits le grand marbre du Caire, appelé memphitis: « sa poudre, dit-il, mêlée à du vinaigre, endort tellement les parties où on l'applique, qu'on peut couper ou cautériser sans que le malade sente le mal (*obstupescit ita corpus nec sentit cruciatum*)*. »

Dioscoride rappelle le même fait, et dit que cette pierre de Memphis est de la grosseur d'un talent, grasse et de diverses couleurs, mais cette pierre, si vantée, fut bientôt oubliée, et nul n'en a parlé depuis.

Ce fait, tout merveilleux qu'il parait, peut cependant s'expliquer scientifiquement. La science moderne a démontré, en effet, que l'acide carbonique agit localement comme anesthésique; or, le marbre formé de carbonate de chaux, se décompose sous l'influence d'un acide plus puissant, le vinaigre (acide acétique), et laisse dégager une certaine quantité d'acide carbonique, lequel, à l'état naissant, agit plus efficacement

* *Lib* V, *Cap*. CLVIII.

encore qu'en douches gazeuses. C'est donc à tort souvent que l'on dédaigne l'antiquité. Par les seules lumières de l'expérience directe, elle a parfois trouvé des résultats satisfaisants; et, si elle les cache sous une forme obscure, il arrive tôt ou tard un moment où la science vient dégager l'inconnu et démontre ce que les anciens n'avaient fait qu'affirmer.

Vint ensuite le tour de la mandragore et des plantes stupéfiantes. Dioscoride et Matthiole, son commentateur, en parlent dans les termes suivants :

« Il en est qui font cuire la racine de mandragore avec du » vin, jusqu'à réduction de $1/3$; après avoir laissé refroidir » la décoction, ils la conservent et en administrent un verre » pour faire dormir, ou amortir une douleur véhémente, ou » bien avant de cautériser ou de couper un membre, afin d'éviter qu'on en sente la douleur. Il existe une autre espèce de » mandragore, appelée morion; on dit qu'en mangeant un » drachme de cette racine, mélangée avec des aliments ou de » toute autre manière, l'homme perd la sensation et demeure » endormi pendant trois ou quatre heures; les médecins s'en » servent quand il s'agit de couper ou de cautériser un » membre *. »

Dodonée ** affirme aussi que le vin de mandragore s'administre utilement à ceux auxquels on veut couper, scier ou brûler quelque partie du corps, afin qu'ils ne sentent pas la souffrance.

Quand il s'agit d'antiquité, on ne doit point oublier la Chine. Cette nation qui nous a devancés dans l'invention de la poudre à canon, des cloches, des porcelaines, de l'imprimerie, etc., avait, dès le troisième siècle de notre ère, des moyens puissants d'endormir la douleur chez les malades. Notre savant

* Article *Mandragore*.
** *Hist. des plantes*. Traduct. de Charles de l'Ecluse, p. 297.

professeur de chinois, M. Stanislas Julien, a retrouvé, en effet, un ouvrage intitulé *Kou-Kin-i-tong* ou *Recueil de médecine ancienne et moderne.*

Dans ce livre, il est question du célèbre médecin *Moa-tho* : « Il donnait, dit-on, aux malades une préparation de chanvre » (*ma-yo*), et au bout de quelques instants, ils devenaient » aussi insensibles que s'ils eussent été dans l'ivresse ou privés » de vie ; alors, suivant le cas, il pratiquait des ouvertures, » des incisions, des amputations et enlevait la cause du mal. » Après un certain nombre de jours, les malades se trouvaient » rétablis, sans avoir éprouvé, pendant l'opération la plus » légère douleur. »

Toute cette science, oubliée ou méconnue, parut renaître au moyen âge. On y retrouve la préparation de chanvre, usitée chez les chinois ; c'est le *hatschisch* de la médecine moderne, composition toute orientale, que le Vieux-de-la-Montagne faisait prendre à ses séides pour les mettre dans un état d'exaltation d'esprit et d'insensibilité corporelle, avant de les envoyer commettre quelque crime important, d'où le nom d'assassin, *hatschaschin* (qui a pris le *hatschisch*).

Les italiens inventèrent la fameuse *acqua toffana* dont le secret, dit-on, serait encore conservé à Pérouse ; puis toutes les solanées vireuses, toutes les plantes stupéfiantes, furent tour à tour distillées pour en recueillir de subtils poisons ou des filtres qui rendissent insensibles au mal. L'opium, la morelle, la mandragore, la ciguë, la laitue vireuse (si préconisée de nos jours sous le nom de thridace et de lactucarium), tout fut employé tour à tour. Les chirurgiens y cherchaient l'art de calmer et d'endormir leurs malades, les prisonniers, un moyen d'échapper aux souffrances de la torture, « et plus d'une fois le bourreau se plaignit que, malgré ses efforts, le patient avait paru impassible, par suite de l'effet de quelque filtre magique. » (Figuier.)

Enfin, le crime s'empara aussi de cette arme facile et qui frappe dans l'ombre; on vit paraître alors toute la série des empoisonnements célèbres, l'odoration des fleurs lethifères, les lettres empoisonnées. C'est ainsi que le pape Clément VII, au dire de Zacchias*, aurait été empoisonné par l'exhalation d'un flambeau, dont la mèche était imprégnée de poison.

Pour la honte de la France, la marquise de Brinvilliers se rendit célèbre dans cet art; elle en tenait les secrets d'un italien nommé Exili, et de Gaudin de Sainte-Croix. Ce dernier, dit-on, périt en préparant un poison subtil : le masque de verre dont il se servait pour se garantir vint à tomber et il mourut sur le champ.

Mesmer et le magnétisme animal, en 1776, firent revivre l'espérance de vaincre la douleur; mais tous leurs essais furent tellement entourés de mystère et de jongleries, que les esprits sérieux renoncèrent à démêler ce qu'il pourrait y avoir de vrai.

La question en était restée à ce point lorsque, en 1829, M. le docteur Chapelain, qui s'occupait beaucoup de magnétisme à Paris, eut à traiter une dame atteinte de cancer au sein; ayant obtenu, sous l'influence du magnétisme, le sommeil et l'insensibilité, il proposa à M. J. Cloquet, professeur à l'École de médecine, aujourd'hui membre de l'Institut, de l'opérer pendant ce sommeil.

L'opération était indispensable; on la fixa au 12 avril. La malade fut magnétisée, elle se déshabilla elle-même, s'assit sur le fauteuil et soutint l'opération qui dura douze minutes, sans donner signe de douleur, sans que le pouls fût modifié; réveillée plus tard, elle ne se souvint de rien.

Depuis lors, M. Topham, à Londres, M. Loysel, à Cherbourg, M. Kuhnholtz, de Montpellier, ont publié des faits sem-

* QUAEST, *Med. leg.*, p. 60.

blables ; mais nulle part ce moyen n'a été éprouvé avec autant de bonheur qu'à Calcutta, où le docteur Esdaile * est parvenu à pratiquer les opérations les plus difficiles, les plus graves (amputations de jambe et de cuisse), sur des sujets endormis par le magnétisme, et ces expériences, faites sous les yeux d'une commission nommée par le gouvernement des Indes, ont été vérifiées d'une manière trop scientifique pour pouvoir être révoquées en doute par la critique la plus sévère. M. le docteur Larrey les a cités pour la plupart dans son excellent rapport sur l'éléphantiasis.

Si le magnétisme animal était une science régulière, accessible à tout le monde, nul doute qu'il ne fournit à notre art la réalisation la plus complète de l'anesthésie opératoire. En effet, on peut endormir un sujet et le laisser dans cet état plusieurs heures, plusieurs jours même sans qu'il en souffre, sans qu'il y ait danger pour lui ; toutes les fonctions importantes de la vie s'exécutent à l'état normal, il n'y a de déplacé que la sensibilité, il n'y a de modifié que le rapport de l'âme avec le corps.

Mais il n'en est point ainsi : le magnétisme n'est point une science, il n'a pas d'axiomes, il n'a pas de lois et de corollaires qui permettent d'agir avec régularité ; c'est, au contraire, un état en dehors des lois de la nature, un état extra-naturel et non point naturel, encore moins un état surnaturel, comme le croient certaines personnes Si le magnétisme existe, c'est comme manifestation irrégulière de la vie ; aussi les résultats sont-ils contingents et variables comme les individus.

Peu de sujets peuvent être magnétisés au point de perdre la sensibilité, et jusqu'à présent, tous ces essais n'ont pu constituer une science véritable.

Il fallait donc chercher encore.

* LARREY. *Rapport à la Société de chirurgie sur l'éléphantiasis*, 1846, in-4°.

§ II. — De l'Anesthésie moderne.

Davy. — Le Gaz protoxyde d'azote.

Si l'idée primitive d'éteindre la sensibilité par la respiration des gaz devait être attribuée à un seul homme, ce serait à sir Humphry Davy, né en 1779, à Pesance, comté de Cornouailles. Ce savant, qui s'éleva par son seul mérite, après avoir servi quelque temps dans la boutique de l'apothicaire Borlasle, ne tarda pas à être distingué de la foule; le docteur Beddoës et James Vatt le choisirent pour diriger l'institut pneumatique qu'ils venaient de fonder à Bristol. Cet établissement était consacré aux expériences et aux leçons publiques de chimie, et contenait de plus, un hôpital où les malades devaient être traités par les inhalations gazeuses.

Davy, chargé d'étudier les propriétés des gaz, commença par l'oxyde d'azote, et voulant reconnaître ses effets physiologiques il résolut de le respirer. Le premier essai date du 11 avril 1799. C'était la première fois qu'un homme osait remplir sa poitrine d'un air différent de celui que tout mortel respire. Davy éprouva d'abord un vertige, puis la vue et l'ouïe s'exaltèrent; il survint un besoin continuel d'agir, et enfin une sorte de délire caractérisé par une gaîté extraordinaire et l'exaltation des facultés intellectuelles. Il renouvela souvent ces expériences, et à chaque fois, il éprouvait une sorte de joie, de gaîté avec exaltation, qui lui fit donner à ce gaz le nom de gaz hilariant *. L'imagination surtout était développée. Un jour, au moment où on le réveillait avec peine de cet état demi-délirant, il s'écria avec feu : « Rien n'existe que la pensée;

* Davy. *Chemical and philosophical researches chiefly concerning oxyde, or dephlogisticated nitrous air and its respirations*. London, 1808, in-8°

» l'univers n'est composé que d'idées, d'impressions, de plai-
» sir et de souffrance. »

Le génie de Davy pénétra plus loin encore ; il pensa que ce gaz pourrait être utile pour calmer les douleurs ; qu'il serait anesthésique, comme nous dirions aujourd'hui. Deux fois il calma une céphalée violente, et une fois un mal de dents, par l'inspiration du gaz ; et toujours la souffrance fut en quelques minutes effacée par le plaisir. Aussi Davy termine-t-il son mémoire par ces remarquables paroles, qui contiennent l'idée entière de la découverte moderne :

« Le protoxyde d'azote parait avoir, entre autres proprié-
» tés, celle de détruire la douleur ; on pourrait probable-
» ment l'employer avec avantage dans les opérations de
» chirurgie qui ne s'accompagnent pas d'une grande effusion
» de sang. »

Le bruit de ces expériences ne tarda pas à se répandre, et bientôt on les répéta de toutes parts ; quelques-unes furent favorables, d'autres échouèrent complétement. Douze expérimentations faites à Toulouse par une société de médecins et de savants, firent reconnaître que les effets étaient variables comme les individus. La chirurgie ne pouvait encore les utiliser ; mais on continua dans les cours de chimie et dans les écoles de médecine, à répéter ces curieux essais ; on chercha en même temps à remplacer le gaz oxyde d'azote qu'il était difficile de se procurer, par une autre substance capable de développer également d'agréables sensations. C'est ainsi qu'à force d'essais, on en vint à respirer l'éther. Quel fut le premier de ces expérimentateurs hardis ? nul ne le sait. Mais l'habitude devint bientôt générale ; les étudiants de l'université de Cambridge, en particulier, qui dans leurs travaux de collection, se servaient déjà d'éther pour engourdir les insectes, s'amusèrent souvent à se plonger, par l'emploi de ce moyen, dans un sommeil plein de douces rêveries. Ils ne songeaient pas que, sous cette apparence dont ils se servaient comme d'un jeu, se trouvait la plus grande des découvertes, la plus utile des applications.

§ III. — L'Anesthésie en Amérique.

Horace Wels, Jackson et Morton. — Le protoxyde d'azote et d'éther.

L'Europe peut revendiquer pour elle l'idée première de l'anesthésie; mais c'est à l'Amérique qu'appartient la découverte des substances vraiment anesthésiques et leur première application à la chirurgie. L'américain brave et audacieux, ne doute jamais. En Europe, on élabore longtemps une idée, on l'approfondit, mais une lente prudence empêche d'expérimenter *in anima vili.*

L'américain, prodigue de sa vie, l'est aussi de celle des autres, chez lui l'application suit l'idée, et souvent même l'idée est à peine ébauchée vaguement, qu'il cherche déjà à la réaliser; cette heureuse audace devait être un jour couronnée de succès.

Horace Wels était né à Hartford, dans le Connecticut. Dentiste de profession, il comprenait combien serait utile un moyen qui délivrerait les patients de la souffrance atroce causée par l'extraction dentaire. L'idée lui vint, en 1844, de vérifier les travaux de Davy sur l'abolition de la douleur par l'inhalation du protoxyde d'azote; il l'essaya sur lui, se fit arracher une dent et ne sentit aucun mal. Encouragé par ce premier succès, il répéta ces expériences, et douze fois il put extraire des dents sans douleur. Il essaya même, dit-on, l'éther, mais, par une fatale coïncidence, il en éprouva des effets d'excitation trop violente, et l'abondonna pour revenir au gaz oxyde nitreux.

Dans le cours de l'hiver 1844, il vint à Boston pour faire

connaître son procédé ; il en fit part au dentiste Morton, dont il avait été autrefois l'associé, le priant de l'aider à trouver l'occasion d'administrer le gaz hilariant. Morton le présenta au docteur Hayward, chirurgien distingué, qui consentit volontiers à l'expérience ; mais la plus proche opération ne devait avoir lieu que dans deux ou trois jours. Horace Wels était pressé, il ne voulait pas attendre ; on se rendit alors chez le professeur Warren qui faisait son cours ; on lui proposa d'expérimenter le gaz qu'Horace Wels préconisait comme un sûr moyen de prévenir la douleur pendant les opérations.

Warren se rendit à ce désir : « Mes élèves, dit-il, se réu-
» nissent ce soir à l'hôpital pour s'amuser à respirer de l'éther;
» je leur ferai part de votre proposition. Préparez votre gaz,
» rendez-vous à l'amphithéâtre ; nous ferons l'essai sur un
» malade auquel on doit arracher une dent. » (FIGUIER.)

Le soir venu, les élèves se pressaient en foule. Horace Wels se trouvant au rendez-vous, le malade aspira le gaz; on arracha la dent, mais, ô malheur! le patient poussa de grands cris; la douleur avait été fort vive, soit que le gaz fût mal préparé ou mal administré, soit que son action si variable eût été cette fois infidèle. Les spectateurs se mirent à rire, à siffler ; le malheureux Horace Wels n'eut pour lui que la honte et la confusion. Découragé par son aventure, il rapporta le lendemain à Morton les instruments qu'on lui avait prêtés ; puis il partit pour son pays où il se mit à diriger une exposition d'oiseaux. Plus tard, quand il vit l'enthousiasme excité par la découverte de l'éther, il voulut faire valoir ses droits, mais il ne fut pas écouté. Le malheureux tomba alors dans le désespoir et mit fin à ses jours.

Nous arrivons à l'époque où la découverte va se compléter ; deux noms s'en disputent l'honneur : MM. Morton et Jackson. Chacun d'eux, en effet, y concourut pour sa part, l'un donna ses idées et sa science, l'autre son intuition de la vérité, son audace. Mais ni l'un ni l'autre ne peut réclamer l'honneur absolu de la découverte. C'était trop de gloire pour un seul homme.

Charles Jackson, docteur en médecine de l'université de Harward (1829), était tout à la fois un chimiste habile et un géologue distingué ; il avait voyagé en Europe et avait vu à Édimbourg les étudiants s'endormir avec l'éther. Cette coutume qu'il retrouva en Amérique, lui inspira l'idée d'étudier la nature du sommeil éthéré, et, dès l'année 1842, expérimentant sur lui-même, il reconnaissait le pouvoir de l'éther à produire l'insensibilité.

Voici la lettre qu'il écrivit à ce sujet au docteur Abbot :
« L'expérience qui me fit conclure que l'éther sulfurique pro-
» duisait l'insensibilité fut faite de la manière suivante : Je
» pris une bouteille d'éther sulfurique purifié que j'avais dans
» mon laboratoire. J'allai dans mon cabinet, je versai cet
» éther sur un morceau de linge, et l'ayant pressé légère-
» ment, je m'assis sur une berceuse. Ayant appuyé ma tête
» sur la berceuse, je posai mes pieds sur une chaise, de ma-
» nière à me trouver dans une position fixe ; je plaçai alors
» le morceau de toile sur ma bouche et sous mes narines, et
» je commençai à respirer l'éther. Les effets que je ressentis
» d'abord furent un peu de toux, puis de la fraîcheur qui fut
» suivie d'une sensation de chaleur. Il me vint bientôt de la
» douleur à la tête et dans la poitrine, des envies de rire et
» du vertige. Mes pieds et mes jambes étaient engourdis et in-
» sensibles ; il me semblait que je flottais dans l'air ; je ne
» sentais plus la berceuse sur laquelle j'étais assis. Je me trou-
» vais, pendant un espace de temps que je ne puis définir,
» dans un état de rêverie et d'insensibilité. Lorsque je revins,
» j'avais toujours du vertige, mais point envie de mouvoir. La
» toile qui contenait l'éther était tombée de ma bouche; je n'avais
» plus de douleur dans la poitrine ni dans la gorge ; mais je

» ressentis bientôt un trouble inexprimable dans tout le corps, » le mal de gorge et de poitrine revint bientôt, toutefois avec » moins d'intensité qu'auparavant. Comme je ne m'étais plus » aperçu de la douleur, non plus que des objets extérieurs » peu de temps après que j'eus perdu connaissance, je con- » clus que la paralysie des nerfs de la sensibilité serait si » grande, tant que durerait cet état, que l'on pourrait opérer » un malade soumis à l'influence de l'éther sans qu'il res- » sentît la moindre douleur. Me fiant là-dessus, je prescrivis » l'emploi de l'éther, persuadé que l'expérience serait cou- » ronnée de succès *. »

De son côté, W. T. G. Morton, dentiste de Boston, était à la recherche de la grande chimère du moment; il pensait que, s'il pouvait trouver un moyen d'arracher les dents sans douleur, il aurait bientôt fait sa fortune. Peu versé dans la chimie, il s'adressait aux pharmaciens, aux chimistes et particulièrement à Jackson, chez lequel il avait étudié. Il apprit de Jackson, en 1844, les effets calmants de l'éther directement appliqué sur une dent malade, et aussi l'habitude où étaient les élèves de Cambridge de s'endormir en respirant ce fluide.

Il expérimenta bientôt lui-même que l'éther renfermé dans une dent creuse et scellée avec de la cire rendait graduellement le nerf insensible.

Dans le cours de l'hiver (1844 à 1845), il aida Horace Wels dans ses expériences sur les inhalations de gaz oxyde nitreux (*nitrous oxyde gaz*) pour détruire la douleur résultant des opérations. Ainsi préparé par l'expérience des autres, Morton n'avait plus qu'un pas à faire pour achever la découverte. Homme de pratique, courageux, audacieux même, il n'était pas homme de science; mais, dès qu'il croyait entrevoir la

* Figuier. *Hist. de l'anesthésie.*
Jackson. *Défense des droits du Dr par les frères Lord.*

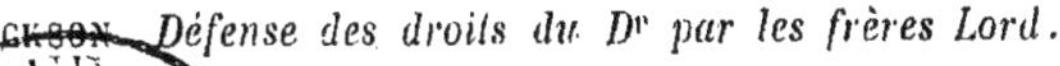

vérité, il se mettait en devoir de la vérifier par l'expérience.

Il pensa donc que si l'éther, directement appliqué, pouvait rendre un nerf insensible, il pourrait aussi, par le moyen de l'inhalation, détruire le sentiment de la douleur en général.

Le docteur Jackson lui ayant envoyé une bouteille d'éther chlorique (*chloric ether*) rectifié pour appliquer sur les dents, il eut l'idée de le respirer; il l'inhala en se servant d'un mouchoir; mais il en restait peu, il ne put obtenir qu'une sorte de gaité (exhilaration) suivie de mal de tête.

La découverte n'était point faite. Morton tomba malade; il fallut interrompre. Mais Morton était persévérant. Au printemps de 1846, Thomas B. Spear vint étudier auprès de lui, et lui entendant parler de ses recherches, il lui dit qu'il avait respiré l'éther sulfurique à l'université de Lexington et il lui en décrivit les effets. Morton, ranimé dans ses anciennes espérances, résolut de tenter les derniers efforts pour éclaircir la question.

Il fit une première expérience sur un chien de Terre-Neuve, lui plongea la tête dans une jarre dont le fond était couvert d'éther sulfurique; le chien fut étourdi complétement et tomba entre ses mains. Il éloigna la jarre; au bout de trois minutes, l'animal se releva, hurla très-fort et courut se plonger à dix pieds au moins dans une mare.

C'était déjà un succès, mais il fallait pour poursuivre ces travaux, du temps et de la liberté.

Morton s'occupa de trouver un jeune dentiste pour le suppléer dans ses fonctions et prendre la direction de ses affaires, afin qu'il pût se consacrer à son étude chérie d'une manière exclusive.

La convention fut rédigée par R. H. Dana Junior, esquire, et le docteur Grenville G. Hayden, jeune dentiste, se chargea du cabinet de Morton.

Délivré de toute préoccupation, celui-ci se consacra entièrement à ses expériences ; il inhala un mélange d'éther chlorique et de morphine : l'effet produit fut un assoupissement suivi de courbature et de mal de tête.

Au mois d'août, il se fit acheter par Hayden une fiole d'éther sulfurique de quatre onces chez le droguiste Burnett ; il en emporta la moitié à la campagne, afin de tenter encore l'expérience sur le chien ; mais celui-ci fit un bond, renversa la jarre et tout fut perdu.

Morton, contrarié, résolut de prendre lui-même l'éther ; il s'enferma dans son cabinet, versa de l'éther sur son mouchoir, le respira et tomba dans un état de demi-sommeil où il ne perdit pas connaissance; mais la sensibilité était déjà fortement émoussée.

Il n'avait plus d'éther ; ne voulant pas en redemander à Burnett pour ne pas divulguer son secret ; il envoya l'élève William P. Leawitt, dans un autre quartier pour en acheter chez Brewers Stewens. Il parvint aussi à déterminer Spear, qui en avait pris autrefois, à inhaler de l'éther ; celui-ci y consentit et son insensibilité fut si profonde, qu'il laissa tomber le mouchoir et parut complétement assoupi ; mais bientôt il entra dans une si violente excitation, qu'il fallut le maintenir de force sur le fauteuil. Une fois réveillé et calmé, il dit qu'il était charmé des sensations qu'il avait éprouvées. Leawitt en prit à son tour : les mêmes effets violents se reproduisirent. Morton fut découragé ; il n'avait pas prévu cette surexcitation effrayante. Il était bien loin de la période de calme qu'il voulait atteindre pour opérer ; mais on doit remarquer que, si l'éther dont il s'était servi avait été pur, il aurait obtenu dès lors un succès complet. Il résulte en effet des *affidavits* (déclarations sous serment), relatés dans la défense du docteur Morton, que cet éther analysé contenait une forte proportion d'acide sulfurique alcoolisé et d'autres impuretés. On était au mois d'août ; Morton se rendit à la campagne et abandonna ses expériences jusqu'à la mi-septembre. Il les reprit alors et chercha s'il réussirait mieux avec uu appareil ; il voulait un ballon ou un sac à gaz. Il consulta le docteur Gay, qui le renvoya à Jackson : «Les chimistes, lui dit-il, sont familiarisés avec » ces choses-là. » Morton se rendit donc chez Jackson pour lui demander quelques renseignements sur les diverses préparations d'éther et les appareils ; mais il voulait cacher en même temps son véritable but, de peur qu'on prît l'avance sur lui. Ce fut un tort, car, pour mieux se cacher, il feignit plus d'ignorance qu'il n'en avait, et ce fait lui fut constamment reproché. Voici, d'après les textes, quelle fut leur conversation en ce jour décisif * :

Le 1er septembre 1846, Morton entre dans le laboratoire de Jackson et lui demande un petit sac à gaz (*gaz-bay*) ; il devait, disait-il, s'en servir pour administrer l'air atmosphérique ou autre chose à une dame, afin de calmer ses craintes et de pouvoir lui enlever une dent.

Jackson lui répondit que ses instruments étaient dans son atelier et qu'il faudrait une certaine peine pour se le procurer. Morton se rendit dans l'atelier et revint au laboratoire tenant un petit sac à gaz **.

— « Eh bien, docteur, lui dit Jackson, voilà votre équi-
» pement complet ; il ne vous manque plus que le gaz.

— » Il n'y aura peut-être pas besoin de gaz, dit Morton,
» si la personne peut être amenée à croire qu'il y en a réel-
» lement. Je veux faire de l'effet sur son imagination à peu
» près comme on raconte que l'on agit à l'égard d'un criminel
» condamné à la peine de mort. On faisait couler de l'eau
» chaude sur une partie de son corps blessé ou lacéré pendant
» que ses yeux étaient bandés.

* FIGUIER. *Hist. de l'anesthésie.*

** MORTON. *Mémoire sur la découverte du nouvel emploi de l'éther.*

— » Mais, lui dit Jackson, cette épreuve échouera, et vous
» vous rendrez ridicule ; je préférerais que vous ne tentas-
» siez pas cette expérience, de peur qu'on ne vous croie un
» plus grand blagueur (*greater humbung*) encore que Wels
» avec son oxyde nitreux.

— » Aussi, répondit Morton, n'ai-je point l'intention de
» faire ce tour. Mais pourquoi ne pourrais-je pas donner
» l'éther ?

— » Sans doute, vous feriez beaucoup mieux, répliqua
» Jackson. Si vous pouvez décider cette dame à l'inhaler,
» vous l'endormirez, comme cela arrive aux étudiants qui en
» prennent pour se griser, et vous pourrez extraire sa dent.
» Elle ne pourra pas se défendre, et ne vous empêchera d'agir
» par aucune résistance. »

Le docteur Morton lui fit alors des questions sur le danger et le mode d'emploi de l'éther.

Jackson lui dit : « Vous pourriez saturer d'éther une éponge
» ou du drap et l'appliquer à sa bouche ou à son nez. Vous
» en trouverez de parfaitement rectifiés chez Burnett. »

« Je partis, ajoute Morton ; j'achetai de l'éther chez Burnett,
» et, m'enfermant dans mon cabinet, sur le fauteuil d'opéra-
» tion, je respirai l'éther versé sur mon mouchoir ; je regar-
» dai ma montre ; je perdis bientôt connaissance. En re-
» venant à moi, je sentis de l'engourdissement dans mes
» jambes, avec une sensation semblable à celle d'un cauche-
» mar. J'aurais donné le monde entier pour que quelqu'un
» vînt me réveiller ; je crus un instant que j'allais mourir
» dans cet état, et que le monde ne ferait que prendre en
» pitié ou tourner en ridicule ma folie. A la fin, je sentis un
» léger chatouillement du sang à l'extrémité de mon doigt, et
» je m'efforçai de le toucher avec le pouce, mais sans succès.
» Un deuxième effort m'amena à le toucher, mais sans éprou-
» ver aucune sensation.

» Peu à peu je me trouvai solide sur mes jambes et je me
» sentis revenu entièrement à moi. Je regardai de nouveau à
» ma montre et je calculai que j'étais demeuré insensible l'es-
» pace de huit minutes. Enchanté du résultat de cette expé-
» rience, j'annonçai immédiatement mon succès aux personnes
» employées chez moi, et j'attendis impatiemment que quel-
» qu'un voulût bien se prêter à une épreuve complète. Dans
» la soirée, un homme, demeurant à Boston, se présenta chez
» moi ; il souffrait beaucoup et demandait l'extraction d'une
» dent. Il redoutait l'opération et voulait être magnétisé ; je
» lui dis que j'avais quelque chose de mieux que cela, et, sa-
» turant d'éther mon mouchoir, je le lui fis inhaler ; il perdit
» connaissance presque immédiatement. Il faisait nuit. Le doc-
» teur Hayden tint la lampe pendant que je procédais à l'ex-
» traction d'une dent barrée qui tenait par de fortes racines.
» Il n'y eut pas beaucoup d'altération dans le pouls et aucun
» relâchement dans les muscles. Revenu à lui au bout d'une
» minute, il ne savait rien de ce qu'on lui avait fait. Il resta
» quelque temps à causer de l'expérience, et je lui fis signer un
» certificat. C'était le 30 septembre 1846. Je considère cette
» opération comme étant la première démonstration de ce fait
» nouveau dans la science. Je ne sache pas que personne puisse
» citer une démonstration antérieure à cette date. Si quelqu'un
» peut le faire, je suis tout prêt à lui céder la priorité en ma-
» tière de temps. »

Telle fut l'origine de cette méthode anesthésique, qui, peu de temps après, devenait universelle ; sans doute Jackson y avait une grande part ; le premier, il avait respiré l'éther en 1842 ; il avait remarqué des effets d'insensibilité ; ce fut lui qui encouragea Morton dans cette voie, et qui lui donna de précieux renseignements sur l'éther, lui recommandant l'éther parfaitement rectifié (*highly rectified ether*). Mais il ne prévoyait comme résultat que la stupéfaction qui rendait le patient incapable de résistance, sans apercevoir toute la portée de cette découverte ; ceci résulte de la conversation qu'il eut avec Caleb Eddy, le 23 octobre 1846. « Docteur Jackson, lui dit Eddy, » saviez-vous à cette époque, qu'une personne ayant inhalé de » l'éther et étant endormie, on pouvait entamer sa chair avec » un couteau sans qu'elle ressentit aucune douleur? Non, ré- » pondit Jackson, et Morton non plus ; c'est un étourdi de faire » ce qu'il fait ; il pourrait bien arriver qu'il tuât quelqu'un. »

Morton, en possession de son certificat, s'entretint avec Hayden de la meilleure manière de faire valoir sa découverte ; ils furent d'avis que le mieux était d'en faire part aux chirurgiens de l'hôpital. Morton se rendit donc chez le docteur Warren, après avoir passé chez Jackson pour l'instruire du succès de l'opération. Le docteur Warren promit une expérience publique dans son hôpital. En attendant ce jour, Morton continua d'employer l'éther pour arracher les dents ; les effets ne furent pas constants. Un petit garçon éprouva du malaise et des vomissements. On le reconduisit chez lui en voiture ; un médecin fut appelé et déclara qu'il avait été empoisonné. Ses parents, irrités, parlaient d'attaquer Morton en justice. Une autre dame, éthérisée, garda sa connaissance ; elle ne voulait pas se laisser arracher la dent ; on parvint à la décider cependant, et l'opération fut faite sans aucune douleur. Une demoiselle de 25 ans éprouva, sous l'influence de l'éther, des phénomènes effrayants ; elle s'élança hors du fauteuil en criant ; on parvint à la calmer ; elle fit encore quelques inhalations, et on put lui arracher deux molaires sans douleur. Cependant le grand jour de l'expérience publique à l'hôpital arrivait, Morton, très-inquiet, se rappelait le sort de Wels.

* L'opération devait avoir lieu à dix heures ; Morton se leva au petit jour, il se rendit chez M. Chamberlain, fabricant d'ins-

* MORTON. *Loc. cit.*

truments; en le pressant vivement, il obtint l'appareil après dix heures sonnées; il entra dans la salle au moment où le docteur Warren allait commencer l'opération. Il y avait grande affluence, l'intérêt excité était à son apogée ; on désirait vivement être dans le secret des sensations du patient. Après l'opération, le malade fit la description de son état, et le docteur Warren déclara qu'il croyait que l'opéré avait été insensible à la douleur. « On se figurera, dit Morton, ce que j'éprouvais, mieux que je ne saurais dire ; je fus invité à administrer l'éther le lendemain, dans une opération sur une tumeur. L'opération fut pratiquée avec un succès parfait par le docteur Hayward. »

Le 7 novembre, Morton administra l'éther dans un cas d'amputation; le succès fut complet. Mais Morton fut obligé de dire quelle était la substance employée; les chirurgiens de l'hôpital ayant déclaré qu'ils croyaient de leur devoir de refuser l'usage de la préparation jusqu'à ce qu'ils connussent sa composition.

C'était le premier cas d'amputation. Jackson n'y assistait pas, mais il vint à une opération qui fut faite avec un plein succès, à Brownfield-House, le 21 novembre.

Dès lors l'emploi de l'éther fut accepté par la science ; mais Morton voulait prendre un brevet pour vendre aux chirurgiens le droit de l'employer. La question était trop importante ; elle intéressait non pas une classe d'individus, mais bien l'humanité tout entière : aussi Morton fut-il débordé de toutes parts, et bientôt l'emploi de l'éther tomba dans le domaine public.

§ IV. — L'Éthérisation en Europe.

Morton songea bientôt à faire connaître sa découverte en Europe ; il en fit part au dentiste Booth, de Londres (17 décembre 1846). Booth en parla à Robinson, qui fit aussitôt construire un appareil, administra l'éther et put arracher une dent sans douleur. Deux jours après, le 19 décembre, le célèbre chirurgien Liston pratiquait, à l'hôpital, une amputation de cuisse et un arrachement d'ongle incarné : les malades ne s'aperçurent même pas de l'opération. Bientôt Guthrie, Lawrence, Morgan, Fergusson, et Tattum employèrent à l'envi le nouveau procédé.

La France ne pouvait rester en arrière ; aussi, dès le 22 décembre, l'éther traversait la Manche, et M. Jobert, à l'hôpital Saint-Louis, assisté par un jeune chirurgien américain, faisait un premier essai d'anesthésie, qui échoua. Il recommença deux jours après et réussit parfaitement. Les professeurs de la faculté de Paris, MM. Blandin, Malgaigne, Velpeau, Roux et Laugier, apprécièrent bien vite toute la portée de cette méthode ; ils en firent part aux sociétés savantes ; M. Magendie seul protesta, au nom de la morale et de la sécurité publique, contre des essais imprudents et l'abus qu'on pourrait faire de cette substance. Toute la France applaudit à la découverte ; chacun voulut y contribuer par l'obole de son effort. MM. Sédillot, à Strasbourg ; Simonin, à Nancy ; Bonnet et Bouchacour, à Lyon ; Bouisson, à Montpellier ; Roux, à Toulon, perfectionnèrent tour à tour et régularisèrent les procédés. A cette époque et pendant que Morton et Jackson étaient proclamés par toute l'Europe, comme les bienfaiteurs de l'humanité, le pauvre Horace Wels, parcourait les capitales, frappait aux portes des académies, réclamant la priorité ; il ne put se faire rendre justice. Découragé pour toujours, il retourna aux États-Unis et résolut de se couvrir, pour linceul, de cette découverte qui était sienne aussi, et qui lui échappait faute de courage ; il se mit dans un bain, s'ouvrit les veines, et aspira l'éther jusqu'à la mort. Que lui avait-il manqué pour être un génie? ce n'était ni le talent ni l'idée féconde, c'était la force d'âme, et cette longue vertu seule couronnée qu'on nomme la persévérance.

§ V. — Le Chloroforme.

Soubeiran, Flourens, Simpson.

A peine l'éther semblait-il régner en maître, qu'il était détrôné. Le génie français ne tarda pas à féconder cette découverte, que l'Amérique nous apportait toute brute comme l'or de ses mines. Le chimiste, le physiologiste, généralisant la question, recherchèrent si d'autres corps ne produiraient pas aussi l'insensibilité. M. Sédillot, le premier, signala les effets de l'éther chlorhydrique. M. Flourens indiqua les éthers nitreux, acétique et oxalique. Chacun apporta son tribut à la science, et l'on reconnut bientôt un pouvoir anesthésique à un grand nombre de substances ; la science faisait un nouveau pas en découvrant les *séries similaires*.

Parmi tous ces corps, un seul se distingua des autres et sortit vainqueur, ce fut le chloroforme.

Découvert en 1830, par M. le professeur Soubeiran, ce corps, peu connu, était resté sans application ; les traités de chimie le mentionnaient à peine. M. Flourens, guidé par une induction savante et par la composition du chloroforme, fort semblable à celle de l'éther, expérimenta sur les animaux et reconnut sa puissance anesthésique.

Mais c'est au chirurgien anglais Simpson que revient l'honneur d'avoir appliqué le chloroforme à la médecine opératoire, et d'avoir, en démontrant sa supériorité, établi la part importante qui lui était réservée dans la thérapeutique (10 novembre 1847).

Le chloroforme avait, en effet, une odeur plus agréable, une action plus forte, plus régulière que l'éther ; il était moins excitant et plus anesthésique. Au lieu de huit ou dix minutes pour endormir un malade, quelques aspirations suffisaient, deux minutes à peine; le sommeil durait plus longtemps et néanmoins le réveil était facile.

Cette action fidèle et régulière, procurait au chirurgien une grande sécurité pour les opérations, aussi bientôt le chloroforme remplaça par toute l'Europe l'éther déshérité. Mais il n'y a pas de triomphe sans revers, on ne tarda pas à apprendre que des accidents étaient survenus par l'emploi de cette nouvelle substance, il s'agissait de mort subite. Au mois de juillet 1848, une jeune femme de Boulogne, Mlle Stock, chloroformée pour une petite opération, était tombée comme foudroyée.

La même année, la chirurgie anglaise eut à déplorer la mort subite d'Hannah Greener, jeune fille de quinze ans, opérée d'un ongle rentré dans les chairs. Chloroformée par M. Meggison, elle fut endormie en une demi-minute; on commença l'opération, mais tout à coup les lèvres pâlirent; un peu d'écume sortit de la bouche; on étendit la malade sur le plancher, on lui jeta de l'eau à la figure, on lui mit quelques gouttes d'eau-de-vie dans la bouche, on voulut la saigner, le sang ne coulait plus : la jeune fille était morte, et depuis le début de l'opération c'est à peine s'il s'était écoulé trois minutes.

Deux jours après, Arthur Walker, jeune apprenti droguiste, ayant voulu s'endormir seul, en respirant le chloroforme, dans un coin de la boutique, fut trouvé mort par son père, qui arriva vingt minutes après.

Quinze jours étaient à peine écoulés qu'un accident pareil était signalé en Amérique. Mistriss Martha Simmons, âgée de 35 ans, succomba pendant qu'on lui arrachait une dent.

Quatre morts subites en moins d'un an, c'était beaucoup. Passant d'un extrême à l'autre, on parlait de proscrire le chloroforme, aussi la science dut-elle se préoccuper de rendre moins dangereux l'emploi d'une substance si précieuse d'ailleurs; on y est parvenu, en grande partie, en posant les règles suivantes :

1° Chloroformer, quand les sujets sont à jeun, dans une chambre vaste et aérée, et faire respirer, en même temps que le chloroforme, une bonne quantité d'air, en maintenant l'appareil à distance marquée de la bouche, et s'arrêter dès que l'insensibilité est obtenue ;

2° Ne point chloroformer pour des opérations insignifiantes, ou contre la volonté du malade ;

3° Ne point chloroformer les personnes atteintes d'affection de cœur avancée ou de quelque maladie pouvant entraîner la mort subite.

Ces précautions ont eu un résultat favorable ; car, depuis dix ans que le chloroforme est employé, sur une masse d'individus anesthésiés, qu'on peut estimer à un million, c'est à peine si l'on peut compter trente morts subites (un sur trente mille). Disons à l'honneur de nos chirurgiens militaires, que, durant les dix-huit mois de la campagne de Crimée, on n'a eu à regretter aucun accident de ce genre, quoique le chloroforme ait été employé pour toutes les opérations.

Nous ne chercherons pas à dissimuler la vérité ni à dire, comme l'ont fait plusieurs savants distingués, « que la mort ne saurait être attribuée à l'action toxique du chloroforme, mais à l'introduction de l'air dans les veines. »

Il n'en est point ainsi ; mais le puissant modificateur de la sensibilité, que la chirurgie appelle à son secours, atteignant parfois le but avec trop de rapidité sur certains sujets, paralyse subitement les nerfs de la respiration et ceux du cœur, et la mort arrive aussitôt.

Mais si nous devons déplorer les accidents survenus, est-ce une raison pour bannir l'emploi du chloroforme et de la méthode anesthésique, comme le veulent certains moralistes sévères? Non, sans doute, l'homme n'obtient rien en ce monde qu'au prix de ses efforts et de sa vie même. Il n'y a pas un chemin de fer qui n'ait à déplorer plus de victimes que le chloroforme, et cependant qui songe à blâmer l'industrie?

Ce n'est point en supprimant la science, mais en l'éclairant, qu'on doit servir l'humanité.

Deux séries de découvertes nouvelles viendront en aide à l'anesthésie :

L'une, c'est la méthode de l'anesthésie locale.

L'autre, la découverte d'un corps anesthésique que l'on puisse employer sans danger.

Sur ces deux points, la science avance à grands pas.

En 1854, le docteur Hardy, de Dublin, fit connaître qu'en dirigeant sur une partie du corps un jet de chloroforme, vaporisé à l'aide d'un soufflet, on déterminait l'insensibilité ; on obtint plusieurs fois des succès, mais souvent aussi on échoua.

En 1856, Simpson proposa, dans le même but, les douches d'acide carbonique. Les expériences de M. Follin, en France, ont démontré qu'elles pourraient être utiles, quoique leur action soit faible.

La même année, dans un mémoire sur l'oxyde de carbone, entrepris avec le bienveillant concours de M. Paul Blondeau et Fabre, j'ai démontré que ce gaz, plus puissant que le précédent, pouvait produire une anesthésie locale plus énergique. M. le professeur Tourdes et M. Coze, de Strasbourg, ont confirmé, par leurs travaux, la réalité de ces faits.

Enfin, tout porte à croire que d'ici à peu de temps la science possédera de nombreux moyens d'éteindre la sensibilité localement, lorsqu'il ne s'agit de porter l'instrument qu'à la surface du corps, sans pénétrer trop profondément les tissus.

Quant au second point de vue de la question, il n'est point impossible de trouver un corps moins dangereux que le chloroforme. Déjà le docteur Snow, en Angleterre, a publié de nombreuses observations sur l'amylène, substance éthérée extraite de l'alcool de pomme de terre, et dont l'emploi paraissait être plus innocent. Mais un cas de mort subite, arrivé cet été, a détruit les brillantes espérances qu'on avait fondées sur ce corps. Plusieurs praticiens en sont revenus à l'éther.

Pour nous, nous penchons à croire que l'acide carbonique en inhalations sera tôt ou tard reconnu comme le corps le plus propre à produire une anesthésie suffisante, et cependant sans danger. Ce corps est, en effet, le calmant le plus rationnel du système nerveux ; il se trouve naturellement dans le sang, pénètre l'organisme sans y introduire d'éléments nouveaux, sans s'y décomposer, et s'élimine promptement quand on cesse de l'administrer, c'est ce que nous espérons démontrer dans ce travail.

§ VI. — Applications de l'Anesthésie.

Le domaine de l'anesthésie, borné d'abord aux opérations chirurgicales, n'a point tardé à grandir. L'art des accouchements le réclama bientôt ; et les femmes purent, dès ce moment, espérer d'enfanter sans douleur. On rapporte à ce propos une anecdote assez piquante. Le docteur Simpson, appelé pour l'accouchement de la reine d'Angleterre, lui fit prendre le chloroforme avec succès ; mais le clergé anglican réclama avec force comme d'abus, soutenant qu'une pareille conduite était contraire au texte de la Bible, qui dit à la femme : « Tu enfanteras dans la douleur. » Le célèbre chirurgien ne se tint pas pour battu; aussi fort sur les Écritures que sur la chirurgie, il répondit, la Bible à la main, que Dieu avait envoyé à Adam un doux sommeil quand il avait dû prendre une de ses côtes pour former le corps d'Eve ; que l'origine de la méthode anesthésique se trouvait donc dans la Bible, et que Dieu lui-même avait ainsi révélé à l'homme ce moyen de calmer la douleur.

La médecine s'empara aussi de la nouvelle panacée ; on l'employa pour calmer les névralgies, les maladies nerveuses, les affections spasmodiques pour réduire les hernies étranglées, et même contre la pneumonie. Mais là ne se borne pas le rôle de ce nouveau moyen. Ses plus belles espérances seront pour la physiologie, pour la psychologie. En physiologie, le chloroforme et l'éther « seront, dit M. Figuier, comme un scalpel, dont l'action subtile disséquera, pour ainsi dire, toutes les parties du système nerveux, les isolera et permettra de reconnaître leur rôle important et jusqu'aux nuances de leurs actions. » En psychologie, ces corps permettront au philosophe d'analyser la pensée, d'étudier plus à fond les opérations diverses de l'entendement, les facultés de l'âme ; de voir leur liaison mutuelle, leur plus ou moins grande importance, leur ordre de succession, la loi de subordination des facultés humaines et leur disparution successive jusqu'à la mort apparente, puis réelle. Cette œuvre importante est digne de l'attention des philosophes. Jusqu'ici ils ont trop négligé l'étude de la physiologie. Bossuet, Descartes, Leibnitz, n'agissaient point ainsi ; ils appelaient à leur aide tout la science de leur siècle. Mais, depuis eux, la philosophie a singulièrement abandonné l'étude physiologique ; il est cependant indispensable de mener de front les deux ordres de connaissances. L'homme n'est point, en effet, un corps seulement, comme le disent les matérialistes ; ni une âme, un esprit, comme le déclarent les philosophes ; mais bien une âme unie à un corps et ne formant avec lui qu'un seul être, qu'une substance mixte, pour ainsi dire.

§ VII. — Tableau des phénomènes de l'éthérisation.

1° L'*homme physique*.

Dès que l'on commence à respirer l'éther, ses vapeurs, absorbées par le poumon, passent dans le torrent circulatoire, et, suivant les ramuscules artériels, arrivent jusqu'au système nerveux. Celui-ci est donc impressionné en même temps dans sa totalité ; mais toutes ses parties ne sont pas également résistantes, également affectées. Celles qui ne sont pas indispensables à la vie, celles qui correspondent au mouvement, perdent d'abord leurs propriétés, puis les organes des sens et la sensibilité générale. Chaque fonction s'éteint à son tour d'après son ordre d'importance, jusqu'à ce que la vie se renferme dans son sanctuaire le plus inviolable, le nœud vital (Flourens). Ce point du cerveau d'où partent les nerfs du cœur et de la respiration, est en effet le dernier qui cesse d'agir ; c est véritablement l'*ultimum moriens;* et s'il s'arrête, la mort existe, car son irritabilité ne cesse que quand elle est depuis longtemps éteinte partout ailleurs. Cette limite, l'opérateur ne doit pas la franchir s'il voit faiblir le cœur ou disparaître la respiration, qu'il s'arrête aussitôt, car il touche au nœud vital, et il doit craindre de le trancher.

Mais l'examen particulier des fonctions offre aussi une curieuse étude. Chacune d'elle éprouve en effet successivement trois modifications, étant tour à tour pervertie, diminuée, puis abolie.

La première modification, c'est un trouble dans la coordination.

L'acte fonctionnel n'a plus sa régularité, son aspect ordinaire, il est perverti.

Le mouvement est altéré de prime abord, car le mouvement, c'est le surplus de la vie ; c'est son épanouissement, une expression de sa surabondance.

On ressent une surrexcitation, une force plus grande ; puis les muscles s'agitent et se contractent, le mouvement devient convulsif et désordonné, bientôt il s'affaiblit et cesse complétement.

C'est alors le tour des organes des sens : l'olfaction, le goût, disparaissent les premiers ; puis la vue, l'ouïe, plus tard enfin le tact ; chose remarquable, l'anesthésie pourra devenir complète, le malade ne sentira plus le couteau qui entame ses chairs, et cependant il sera sensible à un choc ou à une main qui pressera la sienne ; il sentira le froid du fer, il n'en sentira pas le déchirement. Or, si l'on porte ses regards sur toutes les misères qui affligent l'espèce humaine, on voit que le tact est de tous les sens le plus utile, le plus inattaquable ; répandu sur toute la surface du corps, il en est le gardien immédiat, et ne s'éteint jamais partout en même temps.

Si donc l'ouïe et le tact disparaissent les derniers pendant l'éthérisation, c'est qu'ils constituent les deux manifestations les plus importantes, les plus intimes de la vie de relation.

Dès que les organes des sens ont partagé le sommeil anesthésique, la sensibilité des organes internes a disparu complétement.

L'opérateur peut agir à coup sûr ; il ne développera ni douleur ni souffrance ; mais qu'il se presse, et qu'il porte d'une main exercée l'instrument à la source du mal, car il n'a que peu de minutes devant lui ; en effet, si le sommeil magique commence à se dissiper, la douleur, sentinelle vigilante, renaît aussitôt ; si, au contraire, le sommeil continue et augmente, que le chirurgien prenne garde, il va bientôt atteindre le nœud vital ; un souffle, une aspiration de plus peut suffire à le délier ; nul sommeil n'est plus voisin de la mort, *consanguineus lethi sopor*.

Mais l'opération est terminée ; l'éther, le chloroforme ou l'amylène sont retirés, le patient reprend possession de l'atmosphère, et ses organes en aspirent la partie vivifiante ; aussitôt cette vie éteinte se réveille, toutes les fonctions renaissent tour à tour, l'homme est rendu à lui-même ; il a vaincu la douleur, il n'a pas souffert.

Toutefois la règle que nous traçons ici pour l'ordre de disparition des fonctions est souvent intervertie par suite du défaut de coordination ; c'est ainsi que la sensibilité générale peut s'éteindre avant les organes des sens, et l'on voit alors des malades, possédant encore toute leur intelligence, assister en témoins à la fois intéressés et indifférents, à l'opération qu'on leur pratique; ils voient l'opérateur et l'instrument ; ils entendent le bruit des chairs que l'on brûle et restent impassibles comme s'il ne s'agissait pas d'eux. D'autres fois, sous l'influence d'une perversion plus complète encore, c'est par le nœud vital que commencera l'anesthésie ; alors le malade, qui était vivant et parlant tout à l'heure entre vos mains, tombe comme foudroyé, quand il ne devrait point encore être endormi ; telle est l'explication rationnelle et physiologique de ces cas de mort subite qui ont plus d'une fois désolé le chirurgien, et dont on ne peut, en vérité, le rendre complétement responsable, puisqu'elle résulte de l'irrégularité de la nature elle-même, de la perversion de la vie qui n'aurait dû s'éteindre que progressivement.

2° L'*homme moral*.

Esse, vivere, sentire, intelligere : Être, vivre, sentir, comprendre. C'est par ces quatre termes qu'un profond scrutateur du cœur humain, saint Ignace de Loyola, caractérisait longtemps avant nos savants les quatre classes d'êtres qui remplissent la terre *.

Le minéral existe, la plante existe et vit ; l'animal existe d'une vie qui se manifeste par la sensibilité et l'instinct.

Mais l'homme existe d'une vie dont les manifestations sensibles sont perçues par une âme intelligente, c'est-à-dire par un principe capable de se connaître et d'agir librement.

Ces quatre conditions, ainsi subordonnées, constituent l'échelle des êtres ; et leur juste proportion chez l'homme, la subordination obéissante des trois premières à la dernière, constitue la liberté humaine. La liberté, c'est l'intelligence exerçant son pouvoir sur les autres facultés, sur le corps même, sans

* Voyez Babinet, *Revue des Deux-Mondes*, 1857, p. 228.

effort ni résistance ; c'est l'intelligence servie par les organes (DE BONALD) *.

Quand l'homme se soumet au chloroforme, il redescend pour un instant dans l'échelle des existences jusqu'au point où l'être végétatif peut seul se manifester, *esse, vivere ;* alors l'insensibilité est complète, alors on peut opérer sans douleur.

Le fluide éthéré, qu'aspire le patient, agit sur le cerveau, sur l'organe qui sert d'intermédiaire entre l'âme et le corps et le paralyse progressivement, séparant pour ainsi dire ces deux expressions de l'homme.

La première modification qui se manifeste, c'est aussi le défaut de coordination des facultés intellectuelles, l'arrêt de la liberté humaine. L'homme n'est plus maître de lui-même, *potens sui, sui conscius ;* il pense encore, mais la pensée n'est plus en rapport avec le jugement, le libre arbitre manque, cette pensée n'est plus une pensée, c'est un rêve.

J'insiste sur ce fait, que la liberté morale est la première faculté qui disparaît pendant l'anesthésie, comme l'absence de coordination fonctionnelle est la première altération physiologique. Chose remarquable ! c'est presque toujours aussi la première atteinte portée à l'homme dans les circonstances les plus différentes de la vie. Elle se manifeste par le délire dans les maladies aiguës, par la folie dans les maladies chroniques, par le rêve dans le sommeil, par le rêve encore dans l'anesthésie.

Cette première période d'excitation est caractérisée par l'agitation physique, par les hallucinations, les rêves délirants, les paroles vagues et sans suite. C'est qu'en même temps l'imagination acquiert une force plus grande, mais désordonnée. Le malade forme toutes sortes de projets, et, les facultés n'étant plus unies par leur lien régulier, s'il éprouve quelque douleur,

* Si ce grand philosophe eût dit : C'est l'intelligence unie à des organes, la définition eût été fausse.

s'il a le sentiment du mal qu'on lui fait encore, il le rapporte, non point à la réalité, mais à son rêve, et rêve d'assassins, de meurtres ou des feux de l'enfer.

Voici l'homme dépouillé de la liberté, du jugement; mais bientôt l'imagination faiblit à son tour, la pensée se décolore et s'efface ; en même temps l'insensibilité fait des progrès, puis enfin elle est complète quand la perception est abolie.

La perception est la faculté qui transmet à l'âme les impressions ressenties par le corps et le cerveau.

La perception est la limite inférieure de l'homme moral, comme le cerveau est la limite supérieure de l'homme physique. Ce sont les points d'union de ces deux grandes moitiés humaines, le lieu où elles se rencontrent et où s'opère la mystérieuse fusion des deux natures.

Ce point, une fois franchi, il ne reste plus de l'homme que la partie végétative : liberté, jugement, imagination, pensée, perception, tout est aboli, et, cependant, à ce degré d'anesthésie, il est certains malades qui, pendant l'opération, paraissent souffrir encore ; ils s'agitent, se plaignent et poussent des cris ; puis, une fois revenus à eux-mêmes, ils disent ne se souvenir de rien et n'avoir point souffert. A quelle cause faut-il alors rapporter ces cris, ces manifestations douloureuses ? L'étude précédente nous en donne la clef, et nous en trouvons, dans l'ouvrage de M. Bouisson, l'expression nette et précise, sur l'homme ainsi redescendu pour un instant dans l'échelle des êtres : « L'impression douloureuse se restreint dans le domaine » de la vie ; elle ne s'élève pas jusqu'à celui de l'intelligence. » Le scalpel de l'opérateur ne détermine plus alors qu'une sen- » sation purement vitale, qui se traduit en mouvements ins- » tinctifs et réflexes sans participation de l'intelligence. La » faculté de percevoir, ayant été abolie, la douleur ne peut » arriver jusqu'à la partie spirituelle de l'être, jusqu'au moi. »

Il est facile de voir, d'après le court tableau que nous venons de donner, quelle lumière toute nouvelle la philosophie peut tirer de cette nouvelle étude. L'observation attentive et soutenue dévoilera sans doute des résultats curieux et importants; qu'il nous suffise ici de faire ressortir ce fait, que la liberté morale domine et couronne toutes les autres facultés intellectuelles. Sa perte est la première atteinte que subit l'être pensant; et quand, au réveil, l'âme reprend peu à peu son empire, toutes les facultés reparaissent avant que celle-ci soit complète, puisqu'elle les coordonne et les dirige toutes. Aussi, l'homme n'a-t-il atteint la perfection de son être que lorsqu'il la possède dans son intégrité; sans elle il n'est qu'un enfant, un fou, un délirant ou un rêveur.

Si nous avions à choisir entre toutes les facultés de l'âme pour définir la nature humaine, nous ne dirions point comme les anciens : « *L'homme est un animal raisonnable,* » ou comme certains philosophes : « *L'homme est une intelligence,* » mais prenant la liberté morale comme le point culminant de la perfection spirituelle à laquelle l'homme peut atteindre, nous dirions : La liberté c'est l'homme.

§ VIII. — Théorie générale de l'Anesthésie.

On est porté à croire, au premier abord, que, lorsqu'une découverte vient de se faire, le champ de la science doit être plus épuisé, et que de longtemps on ne pourra accomplir de nouveaux progrès. Il n'en est point ainsi; l'esprit de l'homme, créé à l'image de Dieu, féconde tout ce qu'il touche, et d'une première découverte en jaillissent d'autres, qui bientôt en feront naître de nouvelles à leur tour. Telle est la question de l'anesthésie. Depuis le jour où Morton et Jackson, guidés par de faibles inductions, découvrirent les vertus de l'éther, l'esprit synthétique des savants européens, plus fécond dans ses résultats, plus sûr dans ses prévisions, ne tarda pas à multiplier presque à l'infini le nombre des corps qui jouissent de propriétés analogues.

On reconnut le pouvoir d'éteindre la sensibilité à des séries entières de substances ; aux éthers *chlorhydrique* (Sédillot), *chloré*, *bromhydrique*, *sulfhydrique*, *tellurhydrique*, *cyanhydrique*, *selenhydrique ; nitreux* (Flourens), *azotique*, *acétique* (Flourens), *oxalique* (Flourens), à la *liqueur des Hollandais* (Aran), à l'*aldéhyde*, au *formo-méthylal*, au *naphte*, à l'*hydrogène carboné* (Tourdes, Dumoulin), au gaz *chloroxy carbonique ;* et enfin, dans ces derniers temps, à l'*acide carbonique* (Simpson, Follin, Ozanam), à l'*oxyde de carbone* (Dumoulin Ozanam, Tourdes), à l'*acide cyanhydrique* et au *cyanogène* (Ozanam), et à l'*amylène* (Snow).

Quelle est donc la loi générale qui domine toute la question des anesthésies? quelle est, dans toutes ces substances différentes, le principe actif dont la forme varie, mais qui garde son pouvoir?

Tel a été le but de mes recherches personnelles. Déjà en 1856, un chimiste distingué, M. S. Dumoulin (*Sciences pour tous*, page 398), avait émis l'idée que « plus les corps contiennent de carbone et d'une élimination plus facile, plus leurs propriétés anesthésiques doivent être puissantes. »

Cette loi diffère peu de celle que j'ai posée moi-même, et qui m'a guidé dans mes travaux ; je l'énonçai également en 1856 dans un mémoire sur l'oxyde de carbone, et je la reproduis ici, parce qu'elle me paraît exprimer d'une manière plus nette, mieux définie, le principe qui nous occupe.

Toute la série des corps carbonés, volatils ou gazeux est douée du pouvoir anesthésique, plus ces corps sont carbonés plus ils possèdent ce pouvoir.

Un coup d'œil rapide jeté sur la série précédente, éclaire facilement la question.

En effet, si l'on considère les différentes molécules qui entrent dans la composition de tous ces corps, on ne tarde pas à se convaincre qu'ils sont tous composés de deux éléments.

L'un, variable et contingent comme les individus, détermine sans doute leur individualité, leur forme, leur apparence extérieure, et les distingue les uns des autres.

C'est tantôt l'hydrogène, tantôt l'azote ou le chlore, ou même l'oxygène ou bien deux de ces corps réunis.

L'autre élément est fixe, invariable; il se retrouve dans tous ces composés, sans exception; cet élément: c'est le carbone.

Arrivons à une démonstration rigoureuse, par l'analyse chimique.

1. Corps composés de carbone et d'hydrogène	C^2	H^4	...	..	...	gaz oléfiant.
	C^{10}	H^{10}	...	.	...	amylène.
2. Corps composés de carbone et oxygène.	C^2	....	O	...	...	oxyde de carbone.
	C^2	....	O^2	..	...	acide carbonique.
3. Corps composés de carbone et azote.	C^2	....	...	..	Az	cyanogène.
4. Corps composés de carbone, hydrogène, oxygène.	C^4	H^4	O^2	...	..	aldéhyde.
	C^4	H^5	O	..	...	éther sulfurique ou hydrique.
5. Corps composés de carbone, hydrogène, chlore.	C^4	H^2	...	Cl^2	..	éther chlorhydrique, chlore.
	C^2	H	...	Cl^3	...	chloroforme.
6. Corps composés de carbone, hydrogène, azote.	C^2	H	.	..	Az	acide cyanhydrique.

Il est facile de voir en suivant les colonnes que le carbone est le seul corps dont l'existence soit constante dans toutes ces substances reconnues anesthésiques, tandis que les autres principes varient continuellement.

Corollaire. — Le carbone est donc le seul et unique principe auquel il faut rapporter les phénomènes d'excitation et d'anesthésie qui se manifestent et se succèdent dans l'emploi de toutes les substances dites anesthésiques.

Mais dans ces différents corps le carbone n'a pas une formule identique, il varie tantôt par sa proportion relativement plus ou moins forte par rapport aux autres corps composants, tantôt par sa décomposition plus ou moins facile qui lui permet d'agir rapidement sur le sang comme cela arrive pour l'acide cyanhydrique et le cyanogène si facilement décomposables même par la lumière ; ou bien encore par son association à diverses substances dont les unes diminuent les autres, augmentent son action, son énergie.

C'est ainsi que l'hydrogène et l'oxygène paraissent adoucir l'action trop violente du carbone, tandis que le chlore et surtout l'azote paraissent l'augmenter, mais peut-être cela tient-il surtout à ce que ces dernières combinaisons sont plus facilement décomposables.

De là viennent aussi de grandes différences dans l'énergie des subtances anesthésiques.

L'oxyde de carbone C^2O, où le carbone se trouve en proportion double de l'oxygène, est bien plus fort que l'acide carbonique C^2O^2, dans lequel l'oxygène entré pour une part égale, tempère et modère singulièrement l'action de la première substance.

Le chloroforme, C^2HCl^3, où deux molécules de carbone ne sont modérées que par une d'hydrogène, est plus fort que l'éther sulfurique, C^4H^5O, où quatre molécules de carbone se trouvent modifiées non seulement par une plus forte proportion d'hydrogène, H^5, mais aussi par une molécule d'oxygène. Nous pouvons donc résumer notre pensée dans les corollaires suivants:

Corollaires. — 1° Plus la proportion de carbone est forte par rapport aux autres corps composants plus l'effet produit est intense ;

2° Plus la décomposition des substances anesthésiques est facile et prompte plus l'effet est puissant.

L'oxygène et le carbone sont les deux pôles de la vie. L'oxygène vivifie le sang, excite les organes et le système nerveux ; c'est l'hypéresthésique par excellence.

Le carbone arrête les manifestations vitales ; brunit le sang, empêche l'hématose et paralyse le système nerveux ; c'est le corps anesthésique par excellence.

La juste pondération de ces deux corps dans l'organisme modère ou active, dans une juste mesure, tous les phénomènes vitaux, et produit en même temps par leurs combinaisons une combustion lente d'où naît la chaleur des corps organisés. Mais dès que le carbone domine, on voit se produire aussitôt les phénomènes d'insensibilité (asphyxie, strangulation, respiration de gaz neutres qui remplacent l'oxygène et empêchent l'hématose, gaz carbonés anesthésiques). Nous avons donc raison de dire: le carbone est l'anesthésique par excellence. Mais il faut, pour qu'il agisse, qu'on lui fasse quitter sa forme cristalline (diamant), métallique (graphite), ou amorphe (charbon), pour la forme volatile (éther), ou gazeuse (gaz carboné), qui lui permet alors de pénétrer dans les profondeurs de l'organisme pour porter son action stupéfiante sur le système nerveux.

§ IX. — De la décomposition des Éthers,

ET DE LA FORMATION D'ACIDE CARBONIQUE PENDANT L'ANESTHÉSIE.

Ce n'est pas tout que de poser une loi ; il faut en démontrer la vérité par tous les moyens possibles ; la preuve pour ainsi dire mathématique que nous avons donnée dans le précédent chapitre, suffisante pour un chimiste ou un mathématicien, ne l'est point pour un physiologiste qui doit choisir pour criterium de la vérité la méthode expérimentale jointe aux lumières de la chimie.

Aussi pour démontrer que le carbone est bien véritablement le principe de toute anesthésie, nous allons invoquer deux ordres de preuve :

1° Nous suivrons pas à pas les transformations que subissent les éthers et les alcooliques dans le sein de l'organisme, et nous démontrerons sinon pour tous, du moins pour plusieurs qu'ils se décomposent, s'oxydent et forment de l'acide carbonique lequel à son tour produit l'anesthésie ;

2° Nous expérimenterons ensuite les gaz carbonés en commençant par le moins actif, l'acide carbonique puis l'oxyde de carbone déjà plus fort, et enfin l'acide cyanhydrique, dont les effets foudroyants ne peuvent être analysés, que lorsqu'une dilution considérable en a atténué la violence.

Dans cette étude, nous montrerons d'une manière palpable ce que nous avons annoncé plus haut, à savoir que plus le carbone augmente, plus l'anesthésie est profonde, d'où la conclusion naturelle que le carbone est le principe actif de tous ces corps.

Le présent chapitre sera la démonstration du 1er fait, et je dis :

L'éther sulfurique n'agit comme anesthésique qu'après s'être décomposé en gaz acide carbonique, et précisément parce qu'il se décompose ainsi.

Pour arriver à en donner la preuve, je pars de ce fait établi en 1847 par MM. Ville et Blandin (*Bulletin de l'Académie des sciences*), savoir, que :

Pendant l'éthérisation, l'air expiré renferme moitié plus d'acide carbonique que dans l'état normal.

Voici le résumé des expériences qui ont conduit à ce résultat :

Acide carbonique produit pendant la respiration normale.			Acide carbonique produit pendant l'anesthésie.	Proportion de l'éther contenu dans l'air inhalé.	Durée de l'inhalation.
Expér.	1....	2 , 41	4 , 84	6 , 70	2',30"
Id.	2....	3 , 05	4 , 38	12 , 17	
Id.	3....	2 , 79	3 , 11	12 , »	4 ,00
Id.	4....	1 , 36	3 , 32	12 , 68	4 ,00
Id.	5....	2 , 04	4 , 42	14 , 11	2 ,30

Il est facile de voir en suivant les colonnes, que pendant l'éthérisation, le poumon rejette une quantité d'acide carbonique qui peut aller au double de ce qui est rejeté pendant la respiration normale.

Mais au lieu d'en tirer la conclusion si naturelle qu'une partie de l'éther s'oxydait pour former de l'acide carbonique, MM. Ville et Blandin poursuivant un but différent du nôtre, se bornèrent à constater le fait sans entrevoir toute sa portée ; plus tard, M. Bouisson, dans son traité remarquable sur la méthode anesthésique, chercha à donner de ce fait, une explication ingénieuse, par la théorie suivante :

La vapeur d'éther, en pénétrant dans le sang, y acquiert une force de tension en rapport avec la température du liquide dissolvant. Dès lors l'éther tend à se substituer à l'acide carbonique préalablement dissout dans le sang et ce gaz ainsi déplacé, s'échappe par la surface pulmonaire au moment de l'expiration.

Réfutation de cette hypothèse. — Mais si les vapeurs éthérées pouvaient ainsi déplacer rapidement l'acide carbonique en quantité double de l'état normal, pour se substituer à sa place, on devrait obtenir ce résultat plus rapidement encore, en faisant aspirer un gaz très-subtil et facilement absorbable, l'hydrogène.

Or, W. Edwards a démontré au contraire (*Infl. des agens physiq. sur la vie*, p. 444 et 447 et suivantes; Paris 1826) que lorsqu'on place une grenouille ou un animal d'un ordre plus élevé dans un milieu formé exclusivement de gaz hydrogène, et qu'on recueille les produits de l'expiration, ils renferment l'acide carbonique dans les mêmes proportions que lorsque l'animal respire l'air atmosphérique.

Spallanzani (cité par Edwards, p. 447) a comparé également la production de l'acide carbonique par des limaçons, les uns placés dans l'hydrogène, les autres dans l'air atmosphérique, et il a obtenu ce résultat remarquable qu'ils produisaient autant d'acide carbonique dans l'hydrogène que dans l'air atmosphérique, mais non point davantage.

Si donc l'hydrogène, si facilement absorbé par le sang, n'accélère pas sensiblement l'exhalation de l'acide carbonique lors même qu'il est respiré pur, il n'y a aucune raison, pour admettre que l'éther respiré en mélange avec l'air atmosphérique, possède une action substitutive plus énergique; au contraire, si l'on vient à considérer :

1° Que l'éther est un corps éminemment carboné ;

2° Que chez l'animal éthérisé l'acide carbonique est exhalé en quantité double de l'état normal ;

3° Que l'aspiration d'un gaz non carboné (l'hydrogène) n'entraîne point une pareille augmentation;

On est en droit de conclure légitimement que dans le cas d'éthérisation il y a production d'une nouvelle quantité d'acide carbonique, aux dépens du seul corps nouveau qui ait été absorbé.

En d'autres termes, quand on respire de l'éther, il se décompose dans le torrent circulatoire; et cette décomposition qui n'est autre qu'une combustion donne lieu à la formation abondante de gaz acide carbonique.

Or nous connaissons maintenant les propriétés anesthésiques

des gaz carbonés, l'arrêt de l'hématose, la paralysie du système nerveux, tous les phénomènes de l'insensibilité, jusqu'à la mort apparente puis réelle.

C'est donc sous cette nouvelle forme, évidemment, et par suite de sa décomposition, que l'éther porte son action stupéfiante sur le système nerveux, que l'éther anesthésie.

Ce qui se produit pour l'éther doit sans doute avoir lieu pour le chloroforme, l'amylène et les autres corps anesthésiques ; chacun suivant ses affinités chimiques, doit se décomposer soit en acide carbonique soit en oxyde de carbone, lequel a son tour absorbe encore l'oxygène du sang, pour former en définitive de l'acide carbonique.

Cette opinion très-probable pour l'oxyde de carbone, se trouve corroborée par les trois observations suivantes :

1° La combustion progressive du gaz oxyde de carbone absorbé, explique comment le sommeil continue plusieurs minutes après qu'on a cessé les inhalations, tandis que le réveil est presque instantané quand on emploie l'acide carbonique.

2° Les inhalations de vapeurs ammoniacales, sont un des meilleurs moyens d'arrêter les accidents produits par l'oxyde de carbone comme nous le démontrerons bientôt.

Or, on sait que l'ammoniaque sans action sur ce gaz, ne peut agir que sur l'acide carbonique qui serait produit.

3 Les inspirations d'oxygène sont aussi très-efficaces, et cela se comprend puisqn'elles fournissent à l'oxyde de carbone, l'élément nécessaire à sa transformation en acide carbonique, élément qu'il devait sans cela emprunter au sang lui-même.

L'acide carbonique est donc en définitive la transformation dernière et le mode de réduction par lequel l'acte respiratoire et l'hématose éliminent tous les corps carbonés.

De la combustion de l'alcool. — Il est certains corps pour lesquels les transformations sont plus complexes, et qui semblent jusqu'à un certain point contredire notre théorie. En réalité ils ne font que la confirmer.

L'alcool en est un exemple ;

Vierordt et M. Ducheck * ont démontré qu'aussitôt après l'introduction de l'alcool dans le sang, la quantité d'acide carbonique exhalé diminue sensiblement et que cette diminution coïncide avec le temps que l'alcool met à disparaître du sang.

Ce résultat en apparence contradictoire aux nôtres, tient à ce que l'alcool donne pour produit de sa combustion une proportion plus grande d'eau que d'acide carbonique.

L'alcool, $C^4H^6O^2$ se métamorphose d'abord en aldéhyde $C^4H^4O^2$ en perdant H^2 que l'oxygène de la respiration transforme en vapeur d'eau, ^2HO.

Puis, l'aldéhyde se transforme à son tour en acide carbonique, $2C^2O^2$ et en vapeur d'eau $4HO$.

Mais le travail de combustion se portant d'abord sur les éléments de l'eau, le carbone n'est point éliminé de suite, puisque l'oxygène, de l'acte respiratoire se porte de préférence sur l'hydrogène c'est pourquoi le carbone doit s'accumuler dans le torrent circulatoire, et produire l'anesthésie jusqu'à ce qu'il puisse à son tour subir l'action de l'oxygène et s'éliminer à l'état d'acide carbonique.

Ainsi la combustion alcoolique, qui semblait échapper à notre théorie, en est cependant une confirmation nouvelle, et prouve en outre, que si certains corps, comme l'éther, produisent d'emblée une quantité d'acide carbonique plus forte que dans l'état normal, d'autres substances subissent d'abord des métamorphoses intermédiaires, et en éliminent les premiers produits (eau) tandis que leur carbone s'accumulant dans le sang, agit sur le système nerveux, jusqu'à ce qu'il soit éliminé à son tour.

* BÉCLARD. *Physiologie*, p. 285.

§ X. — De l'Acide carbonique

CONSIDÉRÉ COMME ANESTHESIQUE GÉNÉRAL.

Dans le précédent chapitre, je viens de démontrer que l'éther devait être considéré comme une source de carbone facilement assimilable, et que sa transformation en acide carbonique dans le torrent circulatoire, était la véritable cause de l'arrêt de la sensibilité.

J'étais donc amené par une déduction rationnelle à employer l'acide carbonique en inhalations comme anesthésique général. L'éther n'était plus en effet qu'un intermédiaire inutile et parfois dangereux, dont on ne pouvait ni calculer régulièrement la dose ni prévenir sûrement les effets.

Je crois pouvoir aujourd'hui présenter l'étude sérieuse et longtemps désirée, d'un corps assez puissant pour arrêter la sensibilité ; assez maniable pour qu'on puisse en prolonger longtemps l'usage et assez innocent pour qu'on n'ait plus à craindre la mort subite.

Sous ce triple rapport, l'emploi de l'acide carbonique à l'intérieur constituera bientôt, je l'espère, un véritable progrès pour la science.

Mes expériences, au nombre de 27, ont été faites sur les lapins, animaux plus sensibles que l'homme aux effets funestes des anesthésiques, elles ont été entreprises, comme la plupart de celles commises dans ce travail, avec le bienveillant concours de M. Fabre et de M. P. Blondeau.

Préparation du gaz. — Deux procédés peuvent être employés pour obtenir l'acide carbonique.

1° On peut le retirer du marbre de statuaire (carbonate de chaux) traité par l'acide chlorhydrique ; il se forme du chlorure de calcium soluble et l'acide carbonique se dégage ; mais dans ce cas, il faut le faire passer dans un flacon plein d'eau ou même dans une solution de carbonate de soude, pour le purifier des vapeurs d'acide chlorhydrique qu'il contient, sans cette précaution on aurait un gaz impur et irritant.

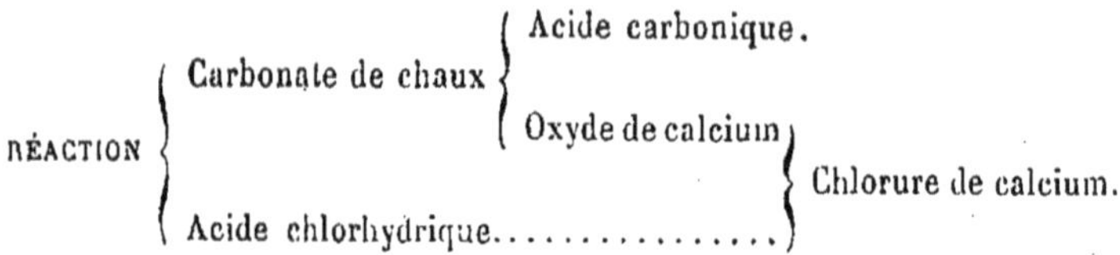

2° On peut le retirer du bi-carbonate de soude, par la réaction de l'acide sulfurique ou tartrique ; dans ce cas, on n'a pas besoin de le purifier, mais le bi-carbonate de soude et l'acide tartrique sont des substances plus coûteuses, ce qu'il faut considérer quand on doit préparer de grandes quantités de gaz.

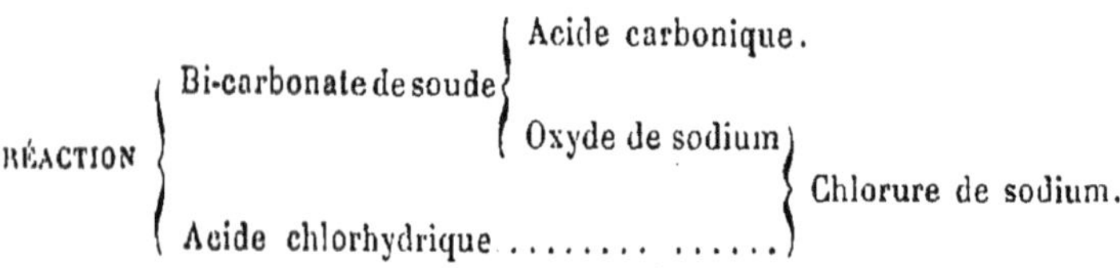

J'ai successivement employé ces divers modes de préparation, et expérimenté avec le gaz produit par ces deux réactions sans apercevoir aucune différence dans l'effet obtenu.

L'appareil se compose d'un flacon d'assez vaste capacité, au fond duquel on met du marbre concassé ou du bi carbonate de soude et de l'eau. Le flacon est fermé d'un bouchon, qui donne passage à deux tubes. L'un plonge au fond du vase, et se termine en haut par un entonnoir, c'est par là, que l'on verse l'acide ; l'autre ne dépasse pas le bouchon au dedans et se recourbe au dehors, pour descendre dans un second flacon plein d'eau, c'est le tube de dégagement. Le gaz le traverse à mesure qu'il se forme et va se purifier dans l'eau du second flacon des traces d'acide qu'il pourrait contenir. Puis, un second tube de dégagement le conduit dans le sac à gaz.

Le gaz acide carbonique est incolore, élastique, transparent, doué d'une saveur légèrement aigrelette, et d'une odeur piquante, plus pesant que l'air dans le rapport de 1,5245, il est formé d'un équivalent de carbone, et de deux d'oxygène, c'est-à-dire :

oxygène. . . .	200
carbone	75,075
	275,075

C'est-à-dire que deux molécules de carbone sont contrebalancées par quantité égale d'oxygéne, qui en adoucit l'effet trop énergique, sa formule est : C^2O^2.

Mode d'administration.

Pour recevoir et administrer le gaz acide carbonique, je me suis servi d'abord du gazomètre à écoulement de M. Sainte-Claire Deville ; plus tard, d'un sac à gaz plus ou moins grand. Ce dernier moyen est plus facile, surtout lorsqu'on doit employer une grande quantité de gaz ; il est aussi moins embarrassant, car il suffit de presser légèrement sur les parois du sac, tandis que pour le gazomètre, il faut verser à chaque instant dans l'entonnoir l'eau qui doit déplacer le gaz ; un long tuyau en caoutchouc, parti du réservoir et muni d'un robinet, se terminait par un embout en cuivre ou en gutta-percha du côté destiné aux inhalations.

J'ai varié également le mode d'inpiration ; tantôt je plaçais directement le tube émané du sac à gaz dans la gueule du lapin dont les narines étaient légèrement pressées pour l'obliger à respirer par l'ouverture buccale :

Tantôt, le tube venait s'ouvrir dans une vessie, dont les parois faiblement pressées, entouraient la tête et le cou du lapin ; l'acide carbonique, remplissant cette vessie, formait ainsi une atmosphère artificielle autour de l'animal, et en entr'ouvrant légèrement un des côtés de la vessie, on laissait pénétrer, quand on le désirait, une certaine quantité d'air atmosphérique.

Le premier de ces modes d'application, plus direct, donne à l'observateur la liberté d'examiner à chaque instant l'état de la pupille, les mouvements des paupières, des lèvres, et en général toute la physionomie de l'animal.

Mais aussi le tuyau, engagé entre les mâchoires, gêne bien plus les mouvements respiratoires et ne permet pas de continuer aussi longtemps l'inspiration du gaz.

Le deuxième moyen, un peu plus compliqué au premier coup d'œil, est, en réalité, plus commode et préférable en tous points.

En effet, on n'a point besoin de boucher les narines de l'animal ; il respire le gaz par toutes les voies respiratoires, il n'a aucune entrave, aucune gêne, et se trouve dans un état complétement normal. Il est vrai que la vessie cache la tête de l'animal, et qu'on ne peut suivre aussi bien les variations de forme de la pupille, les mouvements de l'œil et des mâchoires, mais l'observateur peut, quand il le désire et sans inconvénient, soulever un coin de la vessie pour observer tout ce qui lui est nécessaire.

On peut aussi, avec bien plus de facilité, mélanger l'air atmosphérique au gaz carboné, et graduer les effets suivant la force de l'animal, ou le point d'anesthésie que l'on veut obtenir.

L'action de l'acide carbonique varie suivant les circonstances où se place l'expérimentateur, il importe donc d'étudier séparément :

1° L'action du gaz absorbé par les voies respiratoires ;

2° L'action du gaz absorbé par toute la surface des téguments ;

3° L'action du gaz appliquée sur un point limité de l'économie et sur une surface dénudée ;

4° L'action du gaz quand toutes ces conditions sont réunies ;

5° L'action du gaz injecté dans le sang, et celle du sang noir carboné injecté dans les artères.

INHALATIONS D'ACIDE CARBONIQUE.

Cette étude est la plus importante ; elle n'a point encore été entreprise jusqu'à ce jour d'une manière régulière et dans un but défini, et cependant elle contient la formule d'une substance des plus précieuses comme agent anesthésique, c'est à elle que sera consacrée la majeure partie de ce travail.

* Les inhalations de gaz acide carbonique produisent des effets très-analogues à ceux de l'éther, mais plus fugitifs à cause de la forme gazeuse du corps inhalé, et de sa tendance naturelle a être éliminé de l'économie.

On peut y reconnaître quatre périodes :

1° Prodromes, 2° excitation, 3° anesthésie, 4° réveil.

1° Période prodromique.

L'animal est d'abord calme un instant, mais bientôt il s'agite, il se raidit, on dirait qu'il pressent un danger, souvent il retient son souffle, d'autres fois sa respiration s'accélère ; si, dans ce moment, on interrompt les inhalations, il tend le cou en avant, et recherche l'air avec avidité, mais il n'offre encore aucun signe d'insensibilité.

Expérience 1re. — Lapin vigoureux, robe brune, inhalations de gaz acide carbonique pendant une demi-minute, agitation vive et volontaire ; on retire l'appareil, l'animal penche la tête en avant, ses narines se dilatent, il respire avec force et rapi-

* Dans son travail sur l'oxyde de carbone, M. Tourdes mentionne également l'acide carbonique, mais il n'en donne pas une étude suivie, il en est de même de M. Flandin qui, le premier indiqua dans son *Traité de toxicologie*, tome III, que l'acide carbonique dans une caisse, rendit insensible un chien qu'on y avait renfermé.

dité l'air extérieur, son cœur bat fortement aussi, les jambes sont un peu tremblantes. Au bout de deux minutes, ces phénomènes ont disparu, retour à l'état normal.

2° Période d'excitation.

Tandis que l'éther, le chloroforme, l'oxyde de carbone, développent une excitation violente et souvent convulsive, l'acide carbonique détermine surtout de l'agitation et des mouvements volontaires ; très-rarement (trois fois sur dix-sept expériences), j'ai observé un tremblement nerveux, passager ou un peu de raideur. La respiration, pendant cette période, est plus fréquente ; le cœur bat avec plus de rapidité ; puis, au bout de une à trois minutes, terme moyen, suivant la force des sujets et suivant que le gaz est respiré pur ou mêlé d'air atmosphérique, on voit survenir la résolution musculaire et l'arrêt de la sensibilité.

Expérience 2e. — Lapin faible, robe grise, inhalations d'acide carbonique pendant une minute un quart, excitation vive au bout de une minute, tremblement et raideur des membres, puis le sommeil commence ; on cesse aussitôt les inhalations, réveil presque immédiat ; le cœur était à 160 avant l'expérience, pendant la période d'excitation il était à 212.

Si l'on fait respirer le gaz mélangé à une trop grande quantité d'air atmosphérique, on n'obtient que difficilement une anesthésie, même incomplète, et l'animal n'éprouve que l'agitation plus ou moins forte qui caractérise la première période.

Expérience 3e. — Lapin gris, force moyenne, inhalations pendant sept minutes de gaz acide carbonique. L'animal respire le gaz mélangé à une grande quantité d'air atmosphérique, il n'éprouve que des phénomènes d'agitation, non convulsive ;

ce n est qu'à la dernière minute que survient la torpeur et une anesthésie fugitive, qui cesse dès qu'on vient à interrompre les inhalations.

3° Période d'anesthésie.

L'animal est étendu sur le côté; les quatre membres souples et relâchés; la respiration régulière, quoique un peu ralentie; la pupille modérément dilatée; le cœur, qui battait avec rapidité pendant la première période, se contracte alors plus lentement et avec moins de force que dans l'état normal. L'état de ces trois organes: l'œil, le cœur, le poumon, permet à l'observateur de suivre parfaitement les progrès du sommeil et de l'insensibilité, de prévoir le danger, d'annoncer le réveil. C'est le véritable trépied de la vie, comme disait Bichat. Les oscillations de la pupille sont ici le miroir de ce qui se passe dans le cerveau inaccessible alors aux autres moyens d'investigation, mais dont les états divers se réfléchissent avec fidélité à travers cet admirable organe; aussi les oscillations de la pupille doivent-elles être observées avec une scrupuleuse attention dans toute anesthésie; ce signe précieux a été découvert et signalé pour la première fois par M. le docteur Faure, dans son beau travail sur l'asphyxie*.

EXPÉRIENCE 4e. — *Anesthésie. Ralentissement du cœur.* — Lapin robe noire, inhalations de gaz acide carbonique pendant une demi-minute, agitation, léger renversement de la tête en arrière; on cesse les inhalations dès que le sommeil commence; la période de collapsus ne dure qu'un instant, vingt-cinq secondes environ; les battements du cœur avant l'expérience étaient à 232, au moment du sommeil ils sont descendus à 100.

* *Archives de médecine*, 1856.

EXPÉRIENCE 5e. — *Anesthésie. Dilatation de la pupille.* — Lapin brun et blanc, force moyenne, inhalations d'acide carbonique pendant trois minutes, insensibilité complète, au bout de la deuxième minute, respiration lente à 44, pouls à 160. La pupille est remarquablement dilatée, on retire l'appareil ; le sommeil anesthésique dure encore une minute et demie. L'animal se réveille alors spontanément, mais il paraît encore un peu étourdi, il vacille encore sur ses membres pendant quelques instants, puis revient à son état normal, la pupille reprend en même temps ses dimensions naturelles.

EXPÉRIENCE 6e. — *Anesthésie. Ralentissement de la respiration.* — Inhalations d'acide carbonique pendant deux minutes, période d'excitation très-légère, sans convulsion, puis sommeil avec anesthésie complète, on cesse les inhalations, l'insensibilité persiste pendant une demi-minute, après laquelle l'animal se réveille subitement ; pendant le sommeil la respiration est ralentie, 40 environ par minute.

Si nous donnons trois expériences pour indiquer l'état de ces trois organes : cerveau, cœur et poumon, ce n'est point que ces phénomènes ne doivent le plus souvent se manifester tous ensemble ; mais, dans des examens nécessairement très-rapides, on ne peut guère explorer qu'un organe à chaque fois, pour noter les modifications qu'il subit pendant l'action du gaz.

Voici cependant un quatrième fait où ils sont signalés tous les trois ensemble.

EXPÉRIENCE 7e. — *Anesthésie. Dilatation de la pupille. Ralentissement du pouls et de la respiration.* — Lapin gris, force moyenne, inhalations pendant trois minutes, résistance volontaire d'abord, puis contractions nerveuses pendant la première période ; au bout de une minute et demie environ, sommeil et anesthésie ; dilatation progressive de la pupille, respiration rare et profonde mais naturelle, les battements du cœur descendent à 80. L'insensibilité est complète, on cesse les inhalations au bout de trois minutes ; la sensibilité revient aussitôt, le réveil est complet après une minute. On a employé environ trois litres de gaz.

Dès que le sommeil arrive, l'insensibilité commence, incomplète d'abord, elle est plus manifeste aux membres postérieurs qu'aux antérieurs et aux oreilles, mais si l'on continue les inspirations gazeuses, l'anesthésie devient générale ; c'est en vain qu'on interroge la peau, la racine des ongles, les muscles, l'insensibilité est complète, on peut transpercer les chairs sans que l'animal donne signe de douleur.

C'est à la période d'anesthésie que l'action du gaz commence à différer de celle de l'éther ; car, tandis que pour ce dernier il faut interrompre les inhalations après de courts intervalles, et qu'on obtient avec peine et non sans danger une anesthésie de longue durée, il faut dans l'emploi de l'acide carbonique user d'un procédé inverse :

1° Aussi longtemps que l'on veut prolonger le sommeil, il faut continuer les inhalations ;

2° Celles-ci peuvent être prolongées dix, vingt, quarante minutes et même plus sans danger pour la vie, pourvu qu'on agisse suivant les règles de l'art ;

3° Quand on cesse les inhalations, le réveil est presque immédiat.

Cependant cette règle n'est pas absolue, elle n'est vraie que pour les cas où l'emploi du gaz n'a pas été trop prolongé, quand, au contraire, on l'a fait respirer fort longtemps, le sommeil consécutif peut durer de cinq à dix minutes, comme on le pourra voir dans une des observations suivantes.

Il n'en reste pas moins démontré que l'action du gaz est rapide, fugitive, et le réveil très-prompt.

Les expériences qui vont suivre sont destinées à établir et à prouver ces trois règ'es que nous venons d'énoncer ci-dessus.

Expérience* 10e. — *Anesthésie passagère.* — Inhalations d'acide carbonique à très-petit jet et mêlé d'air pendant huit minutes ; à la quatrième minute, la sensibilité est émoussée ; à la cinquième, elle a disparu ; anesthésie complète pendant les dernières minutes, on cesse les inhalations, le réveil a lieu une demi-minute après.

Expérience 11e. — *Inhalations et anesthésie prolongée pendant dix minutes.* — Lapin brun et blanc, force moyenne ; soumis à l'influence de l'acide carbonique, l'animal s'endort au bout de une minute ; la respiration est descendue à 22, les battements du cœur à 122. Pendant les dix minutes que durent les inhalations, le sommeil reste tranquille et complet, on retire l'appareil ; réveil incomplet au bout de deux minutes ; ce n'est qu'après cinq minutes que l'animal se redresse sur ses pattes.

Expérience 12e. — *Inhalations et anesthésie prolongée pendant vingt-cinq minutes.* — Lapin de force moyenne, inhalations gazeuses, agitation non convulsive, puis au bout de quatre minutes sommeil anesthésique, on prolonge l'emploi de l'acide carbonique pendant vingt minutes encore. Durant tout ce temps, le sommeil est tranquille, sans agitation, l'insensibilité absolue, soit à la peau, soit aux membres ; on cesse les inhalations ; le sommeil dure encore une demi-minute, puis l'animal se relève, le réveil est complet au bout de vingt-cinq minutes.

Expérience 13e. — *Inhalations et anesthésie prolongée pendant trente minutes.* — Lapin fort et vigoureux ; l'insensibilité

* Quelques expériences de moindre importance ont été retranchées du mémoire pour éviter des répétitions : ce sont les expériences 8, 9, 16, 31, 39, 43, 44, 71, 76.

est complète à la quatrième minute ; on prolonge l'emploi de l'acide carbonique pendant trente minutes à deux reprises ; vers la huitième et la douzième minute, on laisse entrer de l'air atmosphérique mêlé au gaz ; léger retour de la sensibilité aux oreilles, tandis que la racine des ongles reste encore insensible. A dater de ce moment, l'animal aspire régulièrement le gaz, et reste étendu sur le flanc dans un sommeil tranquille jusqu'à la fin de la trentième minute. Alors on enlève l'appareil ; une demi-minute se passe encore après laquelle l'animal se relève, le réveil est complet. Il y a seulement un peu d'agitation, et les battements du cœur, faibles et rares pendant le sommeil, sont devenus forts et rapides en même temps que la respiration est plus fréquente ; cet état n'est que passager, bientôt le rétablissement est parfait.

Jusqu'à présent nos expériences n'ont porté que sur la durée du sommeil, les suivantes vont démontrer que pendant cette période la sensibilité est complétement éteinte ; la chirurgie peut donc utiliser ce sommeil pour pratiquer les opérations les plus longues et les plus douloureuses.

Expérience 14°. — *Anesthésie; constatation de l'insensibilité.* — Lapin fort, robe brune, inhalations de gaz acide carbonique ; au bout de deux minutes et demie l'anesthésie commence, à la troisième minute quelques mouvements nerveux peu marqués. On prolonge les inhalations pendant six minutes, puis on enlève l'appareil, l'anesthésie est complète, on peut percer la peau et un membre même de part en part avec un stylet, sans provoquer un signe de douleur. Le sommeil est profond, la respiration tantôt fréquente, tantôt rare, à quarante-quatre par minute, réveil au bout d'une minute ; ce réveil est annoncé par les battements du cœur, qui, rares et faibles pendant le sommeil anesthésique, deviennent très-nombreux ; après le réveil, l'animal est encore faible, tremblant sur ses pattes pendant deux ou trois minutes, puis il revient à son état normal.

Expérience 15e. — *Cautérisation avec le fer rouge; insensibilité, réveil prompt.* — Lapin gris, force moyenne, inhalations d'acide carbonique pur pendant deux minutes dans une atmosphère chaude et renfermée, période d'agitation fort caractérisée par des contractures, dilatation rapide de la pupille, anesthésie. L'animal couché sur le côté n'est plus tenu par personne; on porte alors un fer rouge sur la partie supérieure gauche de la poitrine, et on cautérise profondément; l'animal ne fait pas un mouvement, mais l'excitation produite par le cautère rapproche le réveil, et vingt secondes après la cautérisation, l'animal se redresse sur ses pattes.

Expérience 17e. — *Cautérisation avec le fer rouge; sommeil prolongé, dix minutes.* — Lapin gris et blanc, inhalations gazeuses pendant deux minutes, agitation simple, puis sommeil anesthésique. Au bout de cinq minutes, on cautérise l'épaule avec un fer rouge, l'animal ne fait aucun mouvement; les inhalations sont continuées cinq minutes encore, puis interrompues; l'animal se réveille une minute après.

Expérience 18e. — *Deux cautérisations avec le fer rouge à cinq minutes de distance; sommeil prolongé, quinze minutes.* — Lapin gris, inhalations gazeuses pendant trois minutes, après lesquelles le sommeil est obtenu; on continue jusqu'à la cinquième minute, l'animal est alors profondément cautérisé au ventre avec le fer rouge; il ne fait aucun mouvement quoiqu'il ne soit pas maintenu. Je remarque que les oreilles sont au même moment couvertes d'une sueur chaude et abondante; les inhalations sont continuées et le sommeil persiste; à la dixième minute, on cautérise une seconde fois la cuisse, insensibilité ; on prolonge le sommeil jusqu'à la quinzième minute, puis l'appareil est retiré ; une minute après l'animal se réveille; il est d'abord titubant et faible sur ses pattes comme dans l'ivresse, mais il se rétablit bientôt.

4° Période de réveil.

On enlève l'appareil, l'animal est encore immobile, dans un état de résolution complète, sa tête est pendante, ses membres gardent la position qu'on leur donne, il reste endormi pendant vingt, quarante, soixante secondes encore, mais déjà ses poumons ont aspiré l'air vivifiant qui l'entoure, et qui rétablit l'équilibre de l'hématose; la sensibilité commence à reparaître ; un instant encore et il se relève chancelant sur ses pattes ; il semble sortir d'un état d'ivresse ; sa respiration est plus fréquente, son cœur bat avec rapidité ; mais cette nouvelle agitation dure peu ; bientôt l'animal est revenu à son état normal, on pourrait recommencer l'expérience sans danger pour sa vie.

Je n'ai point indiqué la mort comme terminaison, en face du réveil, parce que jamais je ne l'ai vue survenir par les inhalations d'acide carbonique pratiquées suivant les règles de l'art, mais on en verra des exemples prochainement dans les chapitres qui ont trait à l'absorption générale du gaz par les voies respiratoires et par toute la surface de la peau simultanément.

Est-ce à dire pour cela que l'emploi trop prolongé de l'acide carbonique même en inhalations, ne peut produire la mort ? Une pareille assertion est loin de notre pensée ; mais cette mort progressive et prévue, serait bien différente de la mort subite et instantanée que l'usage des éthers et du chloroforme laisse toujours à craindre.

Il ne s'agissait point en effet de reconnaître si l'emploi de l'acide carbonique pouvait à la rigueur faire mourir, mais bien de constater ces deux points importants :

1° Qu'il ne fait pas mourir subitement comme les autres anesthésiques ;

2° Qu'on peut, moyennant les précautions de l'art, c'est-à-dire, en laissant toujours pénétrer une certaine quantité d'air atmosphérique qu'on peut, disons-nous, en prolonger impunément l'usage pendant une demi-heure, une heure et même davantage, aussi longtemps qu'il est nécessaire pour pratiquer les plus longues opérations.

Le premier point en litige était suffisamment démontré par mes précédentes expériences.

Quant à la question de durée, jusqu'ici j'avais expérimenté l'acide carbonique dans les limites ordinaires des anesthésiques quoiqu'à dose croissante.

Mais voulant épuiser la question, et me rendre un compte consciencieux et définitif de la valeur de ce nouvel agent, je résolus de tenter une grande expérience, qui pût décider la question de savoir si l'acide carbonique devait être préféré aux éthers et au chloroforme. Mes appareils étant insuffisants, je fis préparer par M. Fontaine, fabricant de produits chimiques, un grand sac à gaz en caoutchouc, contenant cent litres environ d'acide carbonique ; résolu de produire une anesthésie aussi longue, aussi durable qu'il me serait possible.

Expérience 19e — *Sommeil anesthésique de cent minutes de durée, obtenu par l'inhalation du gaz acide carbonique.* — Un lapin de force moyenne, à robe blanche et grise, fut soumis aux inhalations d'acide carbonique ; le tube conducteur du gaz aboutissait à une vessie, qui recouvrait la tête comme un capuchon, en sorte que l'animal respirait dans une atmosphère artificielle d'air et de gaz carboné.

Le sommeil survint au bout de trois minutes, après un peu

d'agitation volontaire, et sans convulsion aucune. L'animal resta étendu sur le flanc droit, les quatre membres dans une résolution complète et insensible aux agents extérieurs. Les inhalations furent continuées pendant quatre-vingt-sept minutes. Durant cette longue période, deux fois la respiration devint un peu laborieuse, prenant le caractère du hoquet; il suffit d'entr'ouvrir le capuchon et de laisser arriver un peu plus d'air atmosphérique, pour que la respiration reprît son calme naturel; deux autres fois l'appareil ayant été trop écarté, l'anesthésie diminua et l'animal fit quelques mouvements, la première fois avec ses pattes de devant, la deuxième fois avec la tête; l'appareil fut rapproché et le sommeil redevint complet, du reste, ces manifestations sensibles ne durèrent pas plus de quinze à vingt secondes.

Pendant tout le reste de l'expérience, le calme fut absolu, l'animal ne changea pas une fois de position, on n'avait même pas besoin de le tenir; la respiration était douce et régulière, le cœur faible et lent, l'animal insensible aux agents extérieurs.

Au bout de quatre-vingt-sept minutes, je cessai les inhalations gazeuses. L'animal était dans un état de résolution complète, et se laissait aller entre les mains dans toutes les positions, comme s'il était mort; je le plaçai au grand air, et le laissai au repos pour étudier les phénomènes du réveil naturel. Le sommeil complet dura encore quatre à cinq minutes, puis l'œil devint sensible, et la paupière commença à cligner, à s'abaisser sur la conjonctive; vers la dixième minute, les membres antérieurs exécutèrent quelques mouvements, puis la tête, puis le corps; les membres pelviens furent les derniers à retrouver le mouvement, mais au bout d'un quart d'heure (cent deuxième minute de l'expérience), l'animal se redressait sur ses quatre pattes, il resta encore faible et mal assuré sur ses membres, pendant un certain temps, puis on le remit dans sa cage, et tout rentra dans l'état normal.

Le lendemain l'animal ne paraissait pas avoir souffert le moins du monde d'une expérience aussi prolongée, il était très-bien portant.

Un résultat remarquable et bien inattendu, c'est que les animaux fréquemment soumis aux inhalations carboniques, finissent par s'y habituer jusqu'à un certain point, en sorte qu'il devient difficile de les endormir profondément, tandis qu'aux premières expériences le sommeil s'obtenait avec rapidité.

Expérience 20e. — *Résistance à l'action de l'acide carbonique; alternatives d'insensibilité et d'agitation pendant vingt minutes.* — Lapin vigoureux, robe grise; soumis depuis plusieurs jours aux inhalations gazeuses à doses croissantes, depuis cinq minutes jusqu'à trente; à chaque fois il avait éprouvé le sommeil anesthésique complet.

Soumis de nouveau à l'action du gaz, il éprouve d'abord une agitation plus longue qu'à l'ordinaire, et qui dure cinq à six minutes, puis il entre dans le sommeil anesthésique; mais ce sommeil n'est complet qu'à la condition de faire respirer le gaz pur en fermant hermétiquement la vessie qui entoure le col; dès qu'on laisse entrer un peu d'air ou que le jet du gaz diminue de volume, la sensibilité reparaît et même l'agitation; on obtient ainsi des alternatives d'insensibilité et de demi-réveil, jusqu'à la vingtième minute où l'on termine l'expérience, le gaz étant épuisé; l'animal se dresse immédiatement sur ses pattes, il est agité, un peu tremblant, respire avec rapidité, puis tout se calme et rentre dans l'état normal.

§ XI. — Avantages et inconvénients de l'acide carbonique comparés à ceux des éthers et du chloroforme.

On peut facilement comprendre, d'après l'ensemble de notre travail, l'avantage immense qui résultera de l'emploi de l'acide carbonique en inhalations.

Ce corps est en effet très-facile à préparer et peu coûteux ; on l'obtient toujours identique dans sa composition, tandis que l'éther, le chloroforme, l'amylène, d'une préparation compliquée et coûteuse, varient souvent de composition, soit par l'impureté du produit, soit par une rectification plus ou moins parfaite. L'acide carbonique, en outre, se trouve absorbé en quantités à peu près égales quelle que soit la température au moment où se fait l'expérience, et par conséquent, il doit produire des effets plus réguliers et plus constants que les éthers et le chloroforme, dont les vapeurs presque nulles à zéro, acquièrent une tension rapide, quand la température s'élève, en sorte que les effets peuvent en être subitement décuplés, au moment où le chirurgien préoccupé de l'opération y pense le moins. Cependant, la chaleur paraît exercer aussi une certaine influence sur les effets produits par l'acide carbonique, dont elle augmenterait notablement la force, du moins, c'est à cette cause que je crois devoir rapporter les faits suivants:

Les dix-sept premières expériences avaient été faites au grand air, dans une cour couverte, par une température fraîche de trois à huit degrés au-dessus de zéro ; ayant plus tard voulu opérer dans mon cabinet, chauffé depuis le matin à environ dix-huit degrés, j'obtins des phénomènes beaucoup plus intenses et des contractions qui se rapprochaient des effets produits par l'oxyde de carbone ; le gaz contenu dans le sac, était cependant bien de l'acide carbonique ; l'analyse que j'en fis, avec un de mes collaborateurs, ne put y faire découvrir ni trace d'oxyde de carbone, ni trace d'acide chlorhydrique.

Expérience 21e. — Inhalations gazeuses pendant deux minutes ; au bout de la première l'animal s'agite, éprouve des contractions ; la tête se renverse en arrière, il est déjà endormi et insensible ; mais la pupille se dilate énormément, la respiration est rare, saccadée, bruyante ; on retire l'appareil, l'animal respire encore péniblement, puis il se calme, et après une minute de sommeil, il se redresse sur ses pattes, le réveil est complet.

Expérience 22e. — Inhalations gazeuses sur un autre sujet, n'ayant jamais servi encore. Agitation convulsive au bout d'une minute, puis anesthésie, mais la respiration se fait par mouvements brusques, comme un hoquet ; la pupille se dilate rapidement ; on cesse l'expérience au bout de trois minutes, la respiration est encore très-rare et laborieuse, néanmoins l'animal se réveille entre la quatrième et la cinquième minute.

Cet excès d'activité de la part de l'acide carbonique, est inexplicable pour nous par d'autre cause que par celle de la chaleur qui, sans doute, facilite l'absorption ; en effet, le gaz avait été préparé par la même personne, dans le même appareil qu'on n'avait pas démonté (marbre et acide chlorhydrique); le premier animal soumis à l'expérience était celui qui, quinze jours auparavant, avait supporté un sommeil de cent minutes, mais à l'air libre et frais ; et comme on aurait pu croire qu'il était affaibli par cette épreuve, nous avions eu soin de prendre pour sujet de la deuxième expérience, un animal qui n'avait jamais servi.

Mais, dans un cas pareil, il suffit de mélanger à l'acide carbonique, une plus grande quantité d'air respirable pour en modérer les effets ; on obtient alors une moyenne que la prudence règle, suivant les circonstances d'âge, de force et de température.

Voulant juger si le gaz ainsi affaibli serait encore efficace pour enrayer la sensibilité, je remplis un sac de gaz et d'air atmosphérique, en proportions à peu près égales, et je soumis à cette influence les mêmes sujets sur lesquels j'avais expérimenté la veille.

Expérience 23e — *Gaz mélangé d'air par parties égales.— Premier sujet.* — Au bout d'une minute et demie l'animal était endormi; la première période s'était passée avec de l'agitation volontaire; mais sans convulsions; on prolonge le sommeil pendant douze minutes, l'animal reste tranquillement étendu sur le côté; il est insensible; je transperce sa cuisse de part en part avec un stilet; la respiration est parfois un peu pénible; il suffit de soulever un des coins du capuchon pour rétablir le calme, en donnant un peu d'air. Au bout de douze minutes, on retire l'appareil. Le sommeil dure encore une minute, puis l'animal se réveille complétement.

Expérience 24e. — *Deuxième sujet. — Inhalations d'acide carbonique et d'air par parties égales.* — Agitation non convulsive; sommeil au bout de deux minutes, insensibilité complète aux instruments piquants ou contondants. Les quatre membres sont dans la résolution et prennent toutes les formes qu'on leur donne. On prolonge les inhalations pendant quatorze minutes, puis on cesse; réveil au bout de la 15e minute.

Tel est l'exposé impartial des difficultés que nous avons éprouvées pendant l'étude de ce nouvel agent; nous les signalons ici, parce que nous devons la vérité à tous, et parce que d'autres observations pourront peut-être après nous éclairer ces points obscurs de la science, dont nous ne saurions, en quelques pages, dévoiler tous les secrets. Depuis nos expériences, M. Herpin, de Metz, a démontré qu'un mélange de quatre-vingts parties d'air pour vingt d'acide carbonique suffisait souvent pour produire et pour entretenir l'insensibilité. Il n'en est pas moins démontré qu'il ne faut point regarder l'acide carbonique comme un gaz simplement irrespirable, et n'ayant aucune action personnelle; et que dans les empoisonnements par la vapeur du charbon, on doit faire la part de l'acide carbonique, tout aussi bien que celle de l'oxyde de carbone.

Un autre inconvénient de l'acide carbonique est d'être moins portatif et d'occuper plus d'espace, tandis que les éthers peuvent être contenus dans un petit flacon. Mais la légèreté du gaz le rend néanmoins fort maniable, un sac en caoutchouc n'est pas plus difficile à transporter, que les appareils en verre dont on se sert souvent pour chloroformer.

On nous objectera, sans doute, que l'acide carbonique, émané de l'appareil pendant l'inhalation, doit se répandre dans la salle et incommoder soit l'opérateur, soit les assistants; nous répondrons que ce désavantage est bien partagé par l'éther et le chloroforme, contre lesquels on n'a d'autre ressource que la ventilation, tandis que l'acide carbonique, peut être absorbé à mesure, par quelques assiettes contenant de l'eau de chaux, de baryte ou de la potasse caustique. Enfin, les éthers peuvent s'enflammer subitement quand on opère la nuit, trop près d'une lumière, tandis que le gaz carbonique n'offre point cet inconvénient.

Mais les principales qualités qui devront faire préférer l'acide carbonique, sont le danger certainement moindre qui résulte de son emploi; surtout en ce qui concerne la mort subite; puis la possibilité de prolonger le sommeil pendant un temps fort considérable.

La saveur légèrement piquante du gaz n'est point désagréable; mélangée à l'air, elle ressemble à celle de l'éther, sans être aussi mordante; elle excite une salivation marquée. Nous avons à plusieurs reprises, M. Fabre et moi, respiré le gaz, sinon jusqu'au sommeil, du moins jusqu'à en éprouver les premiers effets, étonnement, vertiges, accélération du pouls, ils sont tout à fait analogues à ceux que produisent les autres substances anesthésiques, et parfaitement tolérables.

Pour ce qui est de l'innocuité de l'emploi du gaz, la théorie chimique vient ajouter une nouvelle base de certitude aux preuves que nous avons déjà données ; car, tandis que les éthers, le chloroforme, l'oxyde de carbone, déterminent l'anesthésie en s'emparant de l'oxygène du sang artériel, pour produire de l'acide carbonique et rendre le sang veineux, notre nouvel agent ne décompose pas le sang, il ne lui enlève aucun élément vital, mais il le charge progressivement, et d'une manière qu'on peut graduer à volonté, de la quantité de carbone nécessaire pour déterminer l'insensibilité.

Corollaire. -- L'acide carbonique est donc l'anesthésique le plus innocent.

§ XII. — De l'Anesthésie par injection dans les artères de sang veineux ou carboné.

De curieuses expériences, dues au génie de Bichat, viennent compléter notre démonstration. Il a démontré en effet * que le sang veineux injecté dans une artère paralysait le membre où se distribue ce vaisseau, et qu'injecté dans la carotide, il suspendait l'action du cerveau, déterminant ainsi l'arrêt de la sensibilité générale. La différence de composition du sang noir et du sang rouge, rend compte de ce résultat, et cette différence n'est autre qu'un excès de carbone ou d'acide carbonique qui paralyse l'influx nerveux.

Corollaire. — L'acide carbonique est donc l'anesthésique direct et naturel de l'organisme.

* *Recherches physiologiques sur la vie et la mort*, 4e édition, 1822, p. 370-412.

Nous rapportons ici les expériences dans lesquelles Bichat établit les faits en question ; elles se rapportent trop directement à notre sujet pour qu'il soit permis d'omettre, dans une discussion si importante, une autorité aussi considérable.

EXPÉRIENCE 25e. — *Injection de sang noir dans l'artère crurale ; anesthésie de la cuisse correspondante.* — « Le contact du sang noir sur ces organes eux-mêmes, y anéantit leur action. Injectez, en effet, dans l'artère crurale d'un animal, cette espèce de sang pris dans une de ses veines, vous verrez bientôt ses mouvements s'affaiblir d'une manière sensible, quelquefois même, une paralysie momentanée survenir. J'observe, que dans cette expérience, c'est à la partie la plus supérieure de l'artère qu'il faut injecter le fluide, lequel doit être poussé en assez grande abondance. Si on ouvrait le vaisseau à sa partie moyenne, les muscles de la cuisse recevant presque tous du sang rouge, continueraient, sans nulle altération, leurs mouvements divers. Cela m'est arrivé dans deux ou trois circonstances.

» Il y a aussi dans cette expérience une suspension manifeste du sentiment, laquelle arrive quelquefois plus tard que celle du mouvement, mais qui est toujours réelle, surtout si on a le soin de répéter, trois à quatre fois, l'injection du sang noir.

» On produit un effet analogue, mais plus tardif et plus difficile en adaptant à la canule placée dans la crurale, un tube déjà fixé dans la carotide d'un autre animal, dont la trachée-artère est ensuite fermée de manière que son cœur pousse du sang noir dans la cuisse du premier *. »

EXPÉRIENCE 26e. — *Injection de sang veineux dans l'artère carotide ; anesthésie générale.* — Coupez sur un chien la tra-

* BICHAT, *Recherches sur la vie et sur la mort*, p. 412.

chée-artère ; bouchez-la ensuite hermétiquement, au bout de deux minutes le sang coule noir dans le système à sang rouge. Si vous ouvrez ensuite la carotide et que vous receviez dans une seringue celui qui jaillit par l'ouverture, pour le pousser au cerveau d'un autre animal, celui-ci tombe bientôt avec une respiration entrecoupée, quelquefois avec des cris plaintifs, et la mort ne tarde pas à survenir.

Expérience 27e. — J'ai fait une expérience analogue à celle-ci, et qui donne cependant un résultat différent. Elle nécessite deux chiens et consiste : 1° à adapter un robinet à la trachée-artère du premier, et l'extrémité d'un tube d'argent à sa carotide ; 2° à fixer l'autre extrémité de ce tube dans la carotide du second, du côté qui correspond au cerveau ; 3° à lier chaque artère du côté opposé à celui où le tube est engagé, pour arrêter l'hémorrhagie ; 4° à laisser un instant le cœur de l'un de ces chiens pousser du sang noir au cerveau de l'autre ; 5° à fermer le robinet et à faire ainsi succéder du sang noir à celui qui coulait d'abord. Au bout de ce temps, le chien qui reçoit le fluide est étourdi, s'agite, laisse tomber sa tête, perd l'usage de ses sens externes, etc. ; mais ces phénomènes sont plus tardifs à se déclarer que quand on injecte du sang noir dans le système veineux ou artériel. Si on cesse la transfusion, l'animal peut se ranimer, vivre même après que les symptômes de l'asphyxie se sont dissipés.

J'observe que pour cette expérience, il faut que le chien dont la carotide pousse le sang noir, soit vigoureux, et même plus gros que l'autre, parce que l'impulsion est diminuée à mesure que le cœur se pénètre de sang noir, et que le tube ralentit d'autant le mouvement, quoique cependant, ce mouvement soit très-sensible, et qu'une pulsation manifeste indique au-dessus du tube, l'influence du cœur de l'un sur l'artère de l'autre *.

* Bichat, *Recherches physiologiques sur la vie et la mort*, p. 370-371.

§ XIII. — Des injections d'Acide carbonique dans les artères et les veines.

M. Claude Bernard est le seul qui ait pratiqué ce genre d'expérience ; il a, par ce moyen, éclairci plusieurs questions, mais d'autres sont encore restées dans l'ombre.

D'après ce physiologiste éminent, l'acide carbonique pourrait être injecté sans inconvénient, soit dans les veines, soit dans les artères. Le premier mode opératoire peut laisser quelque doute ; le gaz carboné pouvant être expulsé du sang veineux, quand il traverse le poumon pendant l'acte de l'hématose, mais le second moyen paraît ramener à un résultat plus précis.

Voici les détails de l'expérience* :

Expérience 28e. - « Sur ce chien de moyenne taille, nous découvrons la veine jugulaire ; et après avoir lié le bout supérieur pour n'être pas gênés par l'afflux du sang, nous injectons vers le cœur environ trente-deux centimètres cubes d'acide carbonique. L'animal en est assez peu incommodé pour qu'immédiatement nous puissions répéter cette injection en la poussant cette fois dans le système artériel. Par une ouverture faite à l'artère carotide, nous introduisons un tube long et mince qui nous permet d'arriver jusque dans l'aorte. Nous poussons maintenant par l'extrémité, l'injection de gaz dans ce tube muni d'un robinet. Vous voyez que l'animal n'en paraît pas souffrir, et que rendu à la liberté, il n'a rien perdu de sa vivacité première. »

Malgré tout le mérite de cette expérience, on ne peut s'empêcher de croire qu'elle n'a pas été poussée assez loin. Trente-

* *Leçons sur les effets des substances toxiques*, p 136.

deux centimètres cubes sont probablement insuffisants pour influencer l'ensemble de la circulation, et il faut sans doute que le sang ait subi déjà une sorte de saturation pour que les phénomènes propres au gaz carboné se manifestent.

§ XIV. — De l'Anesthésie locale par le gaz acide carbonique.

« A l'époque où l'on commençait à se préoccuper de l'anesthésie locale, et peu de temps après les essais de M. Hardy avec les douches de chloroforme, M. Simpson, en Angleterre, et M. Follin, à Paris, songèrent à employer dans le même but les douches d'acide carbonique ; ils en avaient puisé l'idée première dans les travaux de Ingen-Housz et de Beddoës, fondateur du *Medical pneumatic institution.* » Voici d'après M. Follin, le résumé de leurs travaux * : « Dans une lettre, datée du 3 janvier 1794 et écrite à son ami J.-A. Scherer, Ingen-Housz cherche à lui expliquer pourquoi certains phthisiques toussent davantage et périssent plus promptement dans les endroits où l'air est plus vif. A ce propos, il lui raconte l'expérience suivante : *Cuticulam a cute digiti, vel quacumque manus parte separa, vel admoto vivo carbone, flamma candelæ, vel imposito vesicatorio ; cuticulam extravasato humore a cute separatam mox totam abscinde. Contactus aeris atmosphærici majorem imprimet dolorem, quam ante excitaverat vesicatorium. Partem læsam mox immittas in vas aere vitali melioris notæ plenum ; dolor increscet. Inversa jam rerum conditione mox læsam partem in aerem mephiticum, sive azoticum, gas acidum carbonicum, vel gas hydrogenium immergas ; dolor brevi mitescet vel evanescet.* (*Miscellanea physico-medica*, p. 8.) »

* *Note sur l'anesthésie locale par le gaz acide carbonique.* Paris, 1856, br. in-8°.

« Plus tard (août 1794) Ingen-Housz communiqua ce fait à Beddoës, et il ajouta que le docteur Webster avait été informé de cette propriété du gaz acide carbonique par un français dont le nom lui échappait. Quoi qu'il en soit de cette priorité, Beddoës s'empressa de répéter l'expérience mentionnée par Ingen-Housz. »

Expérience 29e. — « Il appliqua un vésicatoire à la face dorsale du troisième doigt de la main gauche ; lorsque la douleur, due à l'action des cantharides, eut entièrement cessé, il enleva l'épiderme soulevé par le vésicatoire, et, au moment du contact de l'air, il ressent une vive et cuisante douleur. Alors il noua autour de la racine du doigt le col d'une vessie contenant du gaz acide carbonique, et bientôt la douleur disparut. Tant que le doigt fut maintenu dans ce gaz (une demi-heure environ), Beddoës ne s'aperçut pas que cette partie fut le siége d'aucune lésion. Lorsque le doigt fut placé de nouveau dans l'air, la douleur cuisante reparut au bout d'une heure. Il plaça encore son doigt dans le gaz acide carbonique ; en six minutes, la douleur avait disparu. Au bout de plusieurs heures, il enleva de nouveau la vessie, et bientôt il sentit renaître la douleur cuisante.

» Cette expérience fut renouvelée sur trois autres personnes et conduisit aux mêmes résultats : quand l'épiderme dénudé était exposé à l'air libre, la douleur était cuisante ; elle devenait plus vive dans le gaz oxygène, et disparaissait dans le gaz acide carbonique. (*Considérations on the medical use and on the production of factitious airs, by Thom. Beddoës and James Watt, edition the second*; *Bristol*, 1795, p. 45.)

« On ne se borna pas à ces expériences de laboratoire, et l'on fit, à cette époque, quelques applications de gaz acide carbonique à la surface d'ulcères cancéreux. Un chirurgien de Bath, John Ewart, publia même alors sur ce sujet un petit travail qui porte pour titre : *The history of two cases of ulcerated cancer of the mamma; one of which has been cured, the other much relieved by a new method of applying carbonic acid air by John Ewart, M. D. Bath* ; in-8°, p. 62 ; *Dilly London,* 1794. On ne lira pas aujourd'hui, sans quelque intérêt, un résumé de ces faits curieux. »

Expérience 30e. — « Une femme de 58 ans fut admise à l'infirmerie de la ville de Bath, le 24 juin 1794, pour un ulcère à la partie supérieure de la mamelle gauche. L'étendue de cet ulcère, de sa partie supérieure au voisinage du mamelon, était de 5 pouces et sa largeur de 3 à 4. Sa plus grande profondeur mesurait environ 2 pouces. Ses bords étaient déchiquetés, et le tissu mammaire, à une distance de 1 à 2 pouces, était tuméfié et induré en formant des bosselures irrégulières qui semblaient adhérer, en différents points, au muscle pectoral. Tout cela était accompagné presque constamment d'une douleur piquante, et cette douleur arrivait fréquemment à un degré de supplice tel, que cette malheureuse poussait des cris pendant plusieurs heures.

« Le docteur Ewart crut ce cas convenable pour expérimenter l'action du gaz acide carbonique. Voilà comment il décrit le mode d'application de cet agent :

» Le col d'une vessie fut coupé de façon à faire une ouverture circulaire, d'un diamètre assez grand pour correspondre à l'étendue de l'ulcère ; on tailla ensuite un trou rond, du même diamètre, dans une pièce de cuir mou, recouvert d'emplâtre adhésif, et on fit ce trou assez large pour entourer l'ulcère ; on introduisit l'extrémité coupée de la vessie dans le trou pratiqué au cuir ; on en renversa les abords, on les fixa à l'emplâtre adhésif ; on renversa ensuite le tout à la surface de l'ulcère qui fut ainsi entièrement recouvert par la poche ; on pratiqua alors un petit trou au fond de la vessie pour admettre un tube de un quart de pouce de diamètre, tube qui communiquait avec le fond d'une éprouvette placée sur l'eau et remplie de gaz acide carbonique. Lorsque tout fut disposé et que la vessie fut bien vidée de l'air qu'elle pouvait contenir, on abaissa l'éprouvette dans l'eau et on fit passer dans la vessie le gaz qu'elle renfermait. Le tube enlevé, on mit une ligature sur l'orifice de la poche, et l'acide carbonique resta en contact avec l'ulcère. Aussi souvent que la vessie s'affaissait, on la remplissait de la même manière, et cette opération fut répétée deux ou trois fois chaque jour.

« L'application de l'acide carbonique donna lieu d'abord à une sensation de froid, à laquelle succéda bientôt une sensation de chaleur. Dès le lendemain, la malade était soulagée. L'ulcère prit de jour en jour une meilleure apparence; l'écoulement diminua d'une façon graduelle et acquit la couleur et la consistance du pus louable ; la circonférence de l'ulcération se contracta et sa cavité se remplit. Le 19 septembre, le trajet fistuleux était entièrement comblé, et l'ulcère fermé ; il ne restait point d'induration. Pendant la durée de l'ulcère, lorsqu'on enlevait l'appareil, la malade se plaignait toujours d'une douleur considérable, au contact de l'air atmosphérique. En même temps qu'on se servait du gaz acide carbonique, un seizième de grain d'acide arsénieux, préparé selon la formule du docteur Fowler, était donné trois fois chaque jour ; mais avant d'administrer ce médicament, non-seulement l'odeur de l'ulcère était moins fétide, mais sa surface montrait déjà une disposition à se couvrir de bourgeons charnus.

» En 1834, Mojon, professeur à Gênes, proposa de nouveau les insufflations d'acide carbonique pour combattre les douleurs vives et poignantes qui se montrent souvent quelques heures avant l'apparition du flux menstruel chez des femmes atteintes d'aménorrhée incomplète. Il considérait l'acide carbonique comme un puissant déprimant, un excellent anti-phlogistique.

(*Bulletin général de thérapeutique*, t. VII, p. 350 ; 1834.)

» Mais le travail de Mojon passa inaperçu, et l'habile accoucheur d'Édimbourg ne se le rappelait sans doute pas, lorsqu'il conseillait récemment d'employer les douches d'acide carbonique dans la plupart des affections douloureuses de l'utérus, et de quelques organes voisins, tels que cancers utérins, névralgies utero-vaginales, dysurie et irritabilité vésicale.

» C'est après avoir eu connaissance des expériences du professeur Sympson que M. Follin a employé des douches de gaz acide carbonique. » Les détails précédents et ceux qui vont suivre sont extraits de son travail.

Expérience 32e. — « Son premier essai a eu lieu sur une femme atteinte d'un ulcère cancéreux du col de l'utérus ; cette femme, malade depuis dix-huit mois, était en proie à de vives douleurs. Elle présentait un aspect cachectique ; le col utérin était volumineux, l'orifice entr'ouvert et déchiré, les lèvres étaient envahies par une ulcération qui pénétrait dans la cavité. L'ulcération était à bords taillés à pic et saignait facilement : la malade se plaignait d'élancements dans le bas-ventre qui lui ôtaient tout repos.

» Le 29 septembre, cette femme souffrant considérablement, je fais une injection de gaz acide carbonique. Au bout de quelques secondes, la malade, qui ignorait dans quel but on pratiquait cette opération, déclara, avec un ton d'agréable surprise, qu'elle ne souffrait plus. Le soir, les douleurs étant revenues, on fait une nouvelle injection qui les calme comme la première fois.

» Le lendemain, 30, la malade a passé une nuit beaucoup plus calme ; elle souffre un peu seulement depuis le matin. Nouvelle injection qui la calme en peu d'instants.

» Du 1er au 5 octobre, on a pratiqué tous les soirs une injection, qui a calmé chaque fois presque instantanément les douleurs; elle a pu dormir plusieurs heures, ce qui ne lui était pas arrivé depuis longtemps. Les injections n'ont d'ailleurs eu aucune autre influence appréciable sur l'état des parties. »

EXPÉRIENCE 35e. — « Un résultat plus remarquable encore a été obtenu dans un cas analogue. Une femme, âgée de 50 ans, entrée, le 26 septembre, pour un carcinome ulcéré du col de l'utérus, également accompagné de douleurs très-vives qui la privaient de sommeil, a reçu une première injection d'acide carbonique le 30 septembre. Dès les premiers instants du dégagement du gaz, les douleurs ont cessé, et elles ne se sont reproduites que huit jours plus tard, le 8 octobre, pendant la nuit. Une nouvelle injection, pratiquée le lendemain, a procuré un soulagement aussi rapide et aussi complet.

» Une anesthésie plus ou moins complète a été aussi obtenue, en dirigeant du gaz acide carbonique à la surface d'un œil enflammé et douloureux, sur un cancroïde de l'oreille, entre les lèvres d'un abcès qu'on venait d'ouvrir et sur une plaie très-douloureuse du doigt. »

§ XV. — De l'absorption de l'acide carbonique par la surface des tégumens.

Landriani, Collard de Martigny et plusieurs autres savants, ont démontré, il y a longtemps déjà, que l'acide carbonique pouvait être absorbé par la peau, et déterminer ainsi ses effets pathogénétiques; ce n'est donc point une question en litige, et nous ne la signalons ici que pour compléter notre travail, voulant étudier la question sous toutes ses faces.

Il est assez curieux de rapprocher ici le rôle de la peau de celui du poumon; car, de même que dans l'état normal, le poumon rejette de l'acide carbonique, la peau en exhale aussi, quoiqu'en proportion moindre; Scharling et Hannover ont trouvé que la quantité d'acide carbonique, exhalée par la peau, est à celle qu'exhale le poumon :: 1 : 38, c'est-à-dire 38 fois moindre.

Cette proportion se conserve lorsque l'on fait absorber, à ces deux organes, l'acide carbonique qu'ils auraient dû exhaler normalement ; les phénomènes généraux d'asphyxie mettent un temps bien plus notable à se manifester quand l'absorption se fait uniquement par la peau, que lorsqu'on fait inhaler le gaz, et le rapport de 38 à 1 se trouve également juste ; ainsi un oiseau qui meurt ordinairement en trois minutes quand il respire l'acide carbonique, ne succombe qu'au bout d'une heure trois quarts quand il l'absorbe par la peau.

Expérience 34e. — Collard de Martigny a plongé des oiseaux dans des cloches remplies d'acide carbonique, de manière que la tête seule sortît d'un parchemin qui fermait l'ouverture de la cloche ; les animaux n'étaient pas étranglés, car ils pouvaient manger au commencement des expériences, mais au bout d'une heure ou d'une heure et un quart, ils éprouvaient des symptômes d'asphyxie, et succombaient après une heure trois quarts de séjour sous les cloches. (*Archives de médecine*, tome XXVI, page 203).

Expérience 35e. — Landriani ayant enveloppé le corps d'une poule dans une vessie pleine de gaz acide carbonique, de manière à empêcher son accès dans les poumons, vit bientôt l'animal frappé d'une paralysie générale. (*Anglada, Toxicologie générale*, page 123.)

Expérience 36e. — Collard de Martigny s'étant plongé dans l'air d'une cuve en fermentation, en s'enveloppant le corps d'un drap, disposé sous forme de cylindre, dont une extrémité était adaptée à la cuve tandis que l'autre était fixée à la tête, respirant d'ailleurs par la bouche à l'aide d'un tuyau qui communiquait avec l'air extérieur, commença à éprouver les symptômes de l'empoisonnement dès la cinquième minute ; mais ce ne fut qu'à la vingtième qu'il fut forcé de se retirer, l'abattement était tel alors, qu'il avait abandonné le tuyau appliqué à sa bouche, et à l'aide duquel il respirait l'air extérieur. (*Archives de médecine*, tome XXVI.)

Un intérêt nouveau s'attache à cette étude, depuis les remarquables travaux de M. Herpin, de Metz, et de M. Boussingault. M. Herpin décrit ainsi les phénomènes produits par les bains et douches d'acide carbonique *.

« On éprouve d'abord une sensation de chaleur douce, puis un picotement, un fourmillement assez vif. Les douleurs anciennes se réveillent, la peau devient rouge, il se déclare une transpiration abondante et acide, bornée aux parties plongées dans le gaz. La sécrétion urinaire est augmentée, les mouvements du cœur sont faiblement accélérés ; puis il survient une surexcitation générale, un sentiment de bien-être et de force. »

A tous ces phénomènes, il est facile de reconnaître tous les signes de la première période d'action du gaz carboné, tels que nous les avons décrits en parlant des inhalations ; mais si l'on prolonge la douche gazeuse, on ne tarde pas à voir se manifester les phénomènes de collapsus, qui caractérisent la deuxième période.

« Il survient de l'oppression, de la stupeur, le sang veineux devient presque noir, il est temps de cesser l'emploi de ce moyen, si l'on ne veut amener des accidents. »

Parmi ces accidents, il en est un qui a été signalé par M. Boussingault, chez les ouvriers qui travaillent aux mines,

* *Académie des sciences*, 26 mars 1855.

dans une atmosphère très-chargée d'acide carbonique ; c'est la paralysie du nerf optique, l'amaurose ; ce fait s'explique, si l'on se rappelle que dans nos expériences sur les inhalations carbonées, la dilatation de la pupille et les vertiges ont toujours été des signes constants de l'action du gaz. Il n'est donc pas étonnant que cet affaiblissement de l'organe de la vue, passager dans une expérience passagère, devienne permanent, lorsque le sujet est resté soumis pendant des mois entiers à l'influence déprimante et anesthésique de l'acide carbonique.

Du reste, le phénomène est plus prononcé encore pour l'oxyde de carbone, et la cécité a été indiquée comme un des accidents consécutifs, qui peuvent persister plus ou moins longtemps après l'asphyxie par ce gaz éminemment carboné.

§ XVI. — Action de l'acide carbonique absorbé par et simultanément par la peau et les poumons.

Réunir toutes ces conditions, c'est supprimer complétement l'atmosphère, hors de laquelle tous les êtres créés doivent nécessairement mourir ; le résultat ne pouvait être douteux.

Hallé et Varin ont vu des animaux plongés dans du gaz acide carbonique, périr en deux ou trois minutes.

Les oiseaux meurent en deux minutes, même dans une atmosphère composée de 79 parties d'acide carbonique et de 21 parties d'oxygène (VARIN. *Dissertat. physiologique et médicale sur les asphyxies et la respiration.* Thèse. Paris, an X, n° 81.) Ce fait, qui surprend au premier abord, est devenu facile à comprendre depuis les travaux de Claude Bernard, qui a démontré que, dans une atmosphère ainsi composée, le poumon absorbe l'acide carbonique seul, tandis que l'oxygène pur, n'étant pas absorbé, devient plus incapable d'entretenir la vie que ne le serait la même quantité d'air atmosphérique.

L'acide carbonique manifeste son action, non-seulement sur l'homme et les mammifères, mais aussi sur les poissons qui meurent rapidement dans de l'eau qui contient les trois quarts de son volume d'acide carbonique. Les grenouilles ne peuvent supporter ce mélange plus de dix à douze minutes. (ORFILA, *Toxicologie*, tome I.)

Mais arrivons à des faits plus remarquables encore. L'acide carbonique est un produit naturel des volcans, et forme, dans certaines retraites, une atmosphère artificielle qui a longtemps exercé la sagacité des voyageurs. Il y a plus d'un siècle que les savants auraient dû faire la découverte de l'anesthésie par l'histoire si connue de la grotte du chien à Pouzzoles, près de Naples.

Le sol humide de cette grotte exhale à chaque instant des bulles d'acide carbonique, qui viennent se rompre à la surface, et forment, par leur reproduction constante, une couche de 50 à 60 centimètres de hauteur, véritable fleuve aérien dont la pente incline doucement vers la mer. Le gardien plonge dans cette amosphère, un chien qui s'agite un instant, et tombe dans l'insensibilité ; son maître l'emporte aussitôt hors de la grotte, et l'animal revient à lui, au contact vivifiant de l'air extérieur. Ainsi, mourant toujours et toujours renaissant, il subit plusieurs fois par jour, au gré du voyageur, les alternatives de la vie et de la mort apparente, du sommeil anesthésique et du réveil normal ; ce fait vulgaire, connu de tout temps en Italie, contenait toute la découverte de l'anesthésie longtemps avant qu'on songeât à l'éther ; on y trouvait l'indication d'un agent à la fois efficace et peu dangereux, puisque le pauvre animal ne mourait jamais asphyxié, quoiqu'il fut soumis à cette épreuve pendant plusieurs années.

Les vingt-sept expériences, que nous avons instituées, sont venues confirmer cette innocuité quand l'expérimentation est conduite suivant les règles de l'art.

Mais si l'on persistait à faire respirer la mofette complétement pure, il est bien évident que la mort arriverait promptement; aucun être vivant ne peut se passer, d'une manière absolue, d'air respirable; et, dans le cas indiqué, la respiration se trouve aussi complétement supprimée que si l'animal était plongé dans l'eau ou pendu : on ne sera donc pas étonné de voir que dans des essais tentés à la grotte du chien, on a déterminé la mort de divers animaux, avec une rapidité qui semble démentir nos expériences :

Un chien a succombé en trois minutes ;

Un lapin en deux minutes ;

Un condamné à mort en dix minutes, dit-on.

Mais les conditions sont bien différentes :

1° Le sujet plongé dans le gaz en absorbe non seulement par les poumons, mais par toute la surface des téguments ;

2° Le gaz respiré est à l'état naissant, et l'on sait que dans cet état les réactions sont plus puissantes et plus rapides ;

3° Le gaz est respiré absolument pur, c'est-à-dire que la fonction de l'hématose est complétement abolie; c'est là un résultat brutal qui peut intéresser l'ignorance ou la curiosité, mais dont l'homme de science s'empare pour le modifier et le transformer à son gré.

Il prend cet air qui ne peut entretenir la vie, qui en paralyse même les manifestations; il le mélange à l'air respirable, en telles proportions, que son action trop rapide devienne lente et puisse être suivie, observée, pas à pas. Puis, scrutant avec soin la marche des phénomènes, il voit que de toutes les fonctions, la sensibilité est celle qui disparaît la première, alors que le trépied de la vie , cerveau, cœur et poumon, n'offrent encore qu'un certain degré de faiblesse.

Dès lors, un agent qui tout à l'heure n'inspirait que l'horreur et la crainte, parce qu'il donnait la mort, va devenir une cause de salut, et, sous la main exercée du chirurgien, le corps de l'homme sera maintenu entre la vie et la mort ; assez mort pour ne plus sentir la douleur, assez vivant pour ne pas mourir encore !

§ XVII. — De l'Anesthésie par le gaz oxyde de carbone.

Préparation du gaz. — Le gaz oxyde de carbone dont nous nous sommes servi pour nos expériences a été constamment préparé par mon collaborateur, M. Paul Blondeau, d'après le procédé suivant :

On chauffe dans une cornue un mélange d'acide oxalique et d'acide sulfurique ; celui-ci décompose et dédouble l'acide oxalique ; il se forme de l'acide carbonique et de l'oxyde de carbone ; ces deux gaz se rendent dans un flacon rempli d'eau de chaux, l'eau de chaux absorbe l'acide carbonique, et l'oxyde de carbone se rend seul dans la cloche, où on le recueille.

On s'assure de la nature et de la pureté du gaz en remplissant une éprouvette devant laquelle on présente une allumette ; aussitôt le gaz brûle avec une flamme bleue.

Nos expériences et nos observations sont au nombre de trente, dont vingt-cinq sur des lapins et cinq sur l'homme : parmi ces dernières, il en est deux qui appartiennent à Samuel Witte. Nous ne pouvons consigner ici la masse entière de ces documents ; il suffira de rapporter en peu de mots les plus importantes.

A. ACTION DE L'OXYDE DE CARBONE EN INHALATIONS.

Les phénomènes produits par les inhalations de l'oxyde de carbone se divisent naturellement en quatre périodes :

1° Période prodromique ; 2° période d'excitation ; 3° période d'anesthésie ; 4° mort ou réveil.

PREMIÈRE PÉRIODE. — Prodromes.

J'introduis dans la bouche d'un lapin bien maintenu, et dont les narines sont bouchées, un tuyau assez fin, adapté à une vessie remplie de gaz oxyde de carbone; un aide presse sur la vessie, et l'animal, forcé de respirer, par la bouche, aspire le gaz mêlé à l'air atmosphérique.

Pendant les cinq ou six premières inspirations, l'animal ne fait aucun effort, il est immobile, étonné, comme sous l'impression d'un danger qu'il soupçonne, mais qu'il ne connaît pas, et dont il ne ressent pas encore l'effet violent.

Je signale cette période, parce qu'elle contraste par son calme avec les effets actifs d'un gaz aussi puissant que l'oxyde de carbone.

DEUXIÈME PÉRIODE. — Excitation.

Mais au bout de quinze à trente secondes, la scène change, l'animal tressaille, fait effort pour échapper; puis ces mouvements volontaires sont remplacés par des convulsions très-fortes, variées dans leur forme ; contractures, renversement de la tête en arrière, tremblement, etc. Elles durent d'une à quatre minutes, suivant la force du sujet et suivant que l'on emploie le gaz en inhalations continues ou intermittentes ; car, dans ce dernier cas, la période de convulsions dure plus longtemps, et l'on n'obtient qu'avec peine le collapsus, l'animal se remettant assez vite, quoique incomplétement, dans l'intervalle.

EXPÉRIENCE 37e. — *Inhalations intermittentes; agitation sans anesthésie.* — Lapin de grande taille, robe grise. Inhalations intermittentes d'oxyde de carbone ; on les répète trois fois, pendant une demi-minute chaque fois, avec des intervalles d'une demi-minute ; en tout six minutes. Agitation violente et convulsive, absence de sommeil anesthésique ; on cesse l'emploi du gaz, l'animal est chancelant d'abord, puis se remet promptement.

EXPÉRIENCE 38e. — *Inhalations intermittentes; agitation et sommeil alternants.* — Lapin faible, robe grise. Inhalations gazeuses pendant deux minutes; agitation violente, tremblements convulsifs, torpeur pendant une minute. Nouvelle inhalation, qui dure une minute; période d'agitation, suivie d'un état anesthésique dans lequel l'animal perd la sensibilité à la peau, il la conserve aux oreilles. Hoquets, excrétion d'urine; respiration très-lente. Au bout de quatre minutes, la respiration redevient naturelle, le réveil complet n'a lieu qu'à la dixième minute.

Pendant la période d'excitation, la circulation s'accélère d'abord de 15 à 50 pulsations sous l'influence de l'agitation convulsive, puis elle revient à son chiffre normal qu'elle dépasse bientôt pour se ralentir.

La respiration au contraire offre, dès le début, une tendance marquée au ralentissement.

Si l'on cesse l'inhalation du gaz, l'animal est chancelant, tremblant sur ses pattes, mais il n'a pas perdu le sentiment, et se remet avec rapidité (*Voy.* 1re *expér.*).

TROISIÈME PÉRIODE. — Stupeur.

A la période convulsive, succède brusquement la période de collapsus ou de stupeur; tout mouvement cesse, le corps retombe comme une masse inerte, la tête pendante, l'œil largement ouvert, la pupille dilatée, la vue presque abolie, les quatre membres sont paralysés, les urines s'écoulent involontairement, les battements du cœur se ralentissent (de vingt, quarante, quatre-vingts pulsations); la respiration devient plus rare, elle s'abaisse à soixante, à quarante, tandis que dans l'état normal, il a environ cent respirations par minute. Si l'on prolonge les inhalations, l'acte respiratoire s'affaiblit davantage encore, il ne s'opère que toutes les cinq ou dix secondes, par un effort général et saccadé ressemblant à des hoquets; mais prolongé à ce degré, l'anesthésie devient dangereuse, et l'on doit la surveiller de près, car les nerfs inspirateurs sont presque paralysés, et l'on approche de l'état de mort apparente.

Le pouls et l'état de la respiration sont donc les guides les plus sûrs que l'on puisse suivre pour graduer l'effet du gaz : plus ils deviennent rares, plus le danger est prochain.

Tous les phénomènes que nous venons de décrire se produisent dans un espace de temps qui varie entre une et six minutes, suivant qu'on agit d'une manière continue ou intermittente.

Que devient alors la sensibilité? L'anesthésie, d'abord peu marquée, fait en même temps de rapides progrès : elle commence par la peau, envahit les muscles des membres postérieurs, puis les membres antérieurs, et, en dernier lieu, les oreilles et la matrice de l'ongle, ces parties si sensibles chez le lapin. A la fin de cette période, l'anesthésie est complète; on peut percer la peau, traverser un membre, piquer, inciser les oreilles, sans que l'animal manifeste la moindre douleur.

ANESTHÉSIE SUR DES LAPINS.

EXPÉRIENCE 40e. – *Inhalations gazeuses pendant trois quarts de minutes*; *anesthésie*. — Agitation d'abord, puis torpeur, la sensibilité est fortement émoussée, la matrice de l'ongle est encore sensible; mais on peut à plusieurs reprises traverser l'oreille avec un poinçon. Réveil au bout de la deuxième minute.

Expérience 41e. — *Inspirations de gaz pendant une minute et demie ; anesthésie.* — Agitation, puis insensibilité complète, même aux oreilles et aux ongles ; mais, au bout d'une demi-minute, ces parties retrouvent la sensibilité, tandis qu'au bout de six minutes, on peut encore traverser la peau avec des ciseaux, sans qu'il y ait signe de douleur.

Expérience 42e. — *Inspirations du gaz anesthésique pendant deux minutes ; anesthésie.* — Excitation très-violente, puis au bout de deux minutes anesthésie. Pendant trois minutes, l'insensibilité est complète ; au bout de ce temps, quelques signes de douleur lorsqu'on pince la racine de l'ongle ou qu'on traverse l'oreille. Au bout de cinq minutes, retour presque complet de la sensibilité ; mais le réveil n'est parfait qu'à la onzième minute.

Expérience 43e. — *Le gaz est respiré pendant une minute et demie ; anesthésie.* — Agitation convulsive, puis résolution complète ; pouls à soixante ; anesthésie absolue pendant trois minutes et demie. Au bout de huit minutes, l'animal se laisse encore perforer la cuisse avec un long stylet, de part en part, sans donner signe de douleur.

Sept expériences, semblables à celles que nous venons de rapporter, ont mis hors de doute pour nous l'action anesthésique du gaz, action puissante et rapide. Plus énergique que celle du chloroforme, elle n'est cependant pas plus prolongée : cela tient à la nature gazeuse de la substance employée ; les effets en sont rapides, violents et passagers, en sorte qu'un animal peut passer en quelques minutes de l'état de mort appaparente à l'état le plus normal. Il importe aussi d'attirer l'attention sur la période excitante ; celle-ci est très-prononcée, et se traduit par des mouvements nerveux et convulsifs, plus souvent que ne le fait le chloroforme.

A côté de ces défauts, il faut noter des avantages importants :

1° L'absence d'odeur forte, ou pénétrante, ou caustique, circonstance qui rend le gaz facile à respirer pour tout le monde; tandis que l'éther, le chloroforme et les carbures d'hydrogène, ont tous une odeur pénétrante, qui les rend pénibles pour beaucoup de personnes, et caustiques, quand ils sont appliqués sur la peau.

2° La facile mesure du gaz absorbé : nous n'avons jamais été obligé d'employer plus d'un litre et demi pour endormir un animal, et souvent il a suffi d'un demi-litre. Si l'on agissait sur l'homme, il serait facile d'avoir un appareil gradué, et le chirurgien saurait ainsi, à chaque instant, ce qu'il aurait fait absorber au malade.

Il n'en est pas de même du chloroforme et de l'éther ; leur volatilité varie sous la moindre influence : l'été, la chaleur d'une chambre, le voisinage d'un poêle, feront qu'un malade absorbera tout à coup le double des vapeurs qui eussent été inspirées si les circonstances avaient été différentes. Le chirurgien ne sait jamais au juste ce qu'il fait ni quelle quantité de vapeurs a été employée.

Quelques sujets sont cependant réfractaires, comme il arrive parfois pour le chloroforme, et l'on ne peut obtenir chez eux l'insensibilité absolue, sans pousser les inhalations à un degré dangereux pour la vie.

Expérience 47e. — *Agitation sans anesthésie.* — Lapin fort et vigoureux. Inhalations d'oxyde de carbone pendant une minute, mais en trois fois, avec de légers intervalles ; dès la deuxième minute, excitation violente, agitation nerveuse et parfois convulsive. Au bout de six minutes, nous n'avons obtenu ni sommeil ni anesthésie.

QUATRIÈME PÉRIODE. — Mort ou réveil.

A. *Réveil.* — On cesse les inhalations ; l'animal est abandonné à lui-même. Pendant une à trois minutes, l'anesthésie reste absolue ; on pourrait croire l'animal mort, si ce n'était que l'auscultation révèle encore les bruits du cœur, affaiblis, et quelques rares efforts de respiration. Bientôt la vie régulière recommence, la respiration se rétablit ; le cœur reprend progressivement son chiffre normal, le dépasse même un peu (de dix à quinze pulsations). Au bout de deux à quatre minutes, la sensibilité revient aux oreilles ; la peau est encore insensible ; l'animal se relève sur ses pattes de devant, le train postérieur est encore paralysé. Au bout de six minutes, on peut encore, dans le plus grand nombre des cas, traverser un membre entier avec un stylet, sans qu'il y ait indice de douleurs. Au bout de huit, dix, quatorze minutes, suivant chaque sujet et le degré d'anesthésie, l'animal revient à son état normal.

B. *Mort.*— Le passage de la stupeur ou mort apparente, à la mort réelle, est subit, inattendu, semblable en cela à la mort subite par le chloroforme : le cœur, la respiration, déjà très-ralentis, s'arrêtent tout à coup et pour toujours. Dans un cas, la mort est arrivée au bout de deux minutes d'inhalations gazeuses ; mais, chose digne de remarque, dans le cours de nos expériences, un lapin soumis au chloroforme est mort dans un espace de temps plus court (une minute et demie).

Voici ces deux cas :

EXPÉRIENCE 47e. — *Mort subite par l'oxyde de carbone.* — Lapin fort et vigoureux soumis déjà d'autres fois aux expériences. Inspirations du gaz anesthésique pendant deux minutes; arrêt de la respiration, on cesse immédiatement. L'animal fait deux ou trois hoquets saccadés, sans résultat ; on essaie les excitants extérieurs, la respiration artificielle, l'insufflation d'air atmosphérique, tout est inutile : l'animal est mort.

EXPÉRIENCE 48e. — *Mort subite par le chloroforme.* — Lapin fort et de grande taille, à robe blanche et grise. Inhalations de chloroforme pendant une minute et demie; excitation, puis sommeil anesthésique. On cesse l'emploi du chloroforme ; malgré cela, la respiration s'embarrasse de plus en plus et cesse ; il y a évacuation involontaire d'urine, et mort subite en quelques secondes. On a recours aux excitants extérieurs, on met de l'ammoniaque sous les narines, tout est inutile, l'animal n'a plus respiré, il est mort.

Ce qu'il y a de remarquable, c'est que ce même animal avait été soumis, à plusieurs reprises, les jours précédents, aux inhalations gazeuses d'oxyde de carbone, réputées si dangereuses, et qu'il les avait supportées, tandis qu'il meurt au premier essai du chloroforme.

ACTION DE L'OXYDE DE CARBONE SUR L'HOMME.

L'oxyde de carbone pourrait-il être employé en inhalations sur l'homme? Tout porte à le croire, surtout si l'on avait le soin de faire respirer en même temps une certaine quantité d'air atmosphérique ; sans doute il faudrait user d'une extrême prudence ; mais les vingt-cinq expériences que nous avons faites, et dont plusieurs ont été répétées sur le même animal, montrent que ce gaz n'est point d'un emploi aussi dangereux qu'on le croyait autrefois, puisque nous n'avons qu'un cas de mort chez des animaux aussi délicats que des lapins.

Comme renseignements précieux dans cette question, nous rapportons ici, d'après Orfila (*Toxicologie*, t. I, p. 552 ; 1843), les deux expériences tentées par Samuel Witte sur lui-même.

Expérience 49e. — 1. Dans la première, Samuel Witte éprouva un tremblement convulsif et des vertiges avec abolition presque complète de la sensibilité après deux ou trois inspirations de ce gaz ; à ces phénomènes succédèrent de la langueur, de la céphalalgie et un état de faiblesse.

Expérience 50e. — 2. Dans la seconde expérience, il tomba aussitôt à la renverse, privé de mouvement, de pouls et de sentiment, pour avoir fait trois ou quatre fortes inspirations, après avoir vidé ses poumons. L'insufflation du gaz oxygène fut suivie des meilleurs effets. Cependant, il éprouva encore une agitation convulsive et une céphalalgie très-vive ; il tarda beaucoup à recouvrer la vue, et il était en proie à des nausées, à des vertiges et à des alternatives de frisson et de chaleur. En dernier lieu, il avait une grande propension au sommeil, qui était interrompu et fébrile (*Biblioth. britann. des sciences et arts*, t. LXI).

On retrouve dans ces faits intéressants les deux périodes d'excitation, puis de collapsus, propres aux anesthésiques ; l'insensibilité même s'y montre, ainsi que les effets trop violents du gaz quand il est respiré pur, comme dans la seconde expérience. On n'en est pas moins en droit de conclure que l'oxyde de carbone a pu être respiré par l'homme avec précaution, qu'il a déterminé aussi en ce cas l'anesthésie, et qu'en le mélangeant d'air atmosphérique, on pourra en graduer la force et l'effet à volonté.

§ XVIII. — De l'anesthésie locale par l'oxyde de carbone.

1° Action sur la peau recouverte de son épiderme.

Expérience 51e. — *Premier essai ; expérimentateur, M. Fabre.* — La main et le poignet sont plongés dans une vaste vessie, que l'on assujettit avec soin autour du bras ; on comprime avec soin les parois de la vessie, pour vider entièrement l'air atmosphérique ; puis l'on introduit sous la ligature le tuyau d'une vessie à robinet, pleine d'oxyde de carbone. En pressant sur celle-ci, on fait passer le gaz dans la vessie fixée autour du bras, puis on retire le tuyau, et l'on presse la ligature pour que le gaz ne s'échappe pas.

Un séjour de 30 minutes dans cette atmosphère n'altère en rien la sensibilité de la peau ; il n'y a qu'un léger engourdissement borné à quelques doigts ; phénomènes qui peuvent aussi dépendre de la ligature.

EXPÉRIENCE 52e. — *Deuxième essai ; expérimentateur, l'auteur.* — Les mêmes moyens sont employés, les mêmes précautions sont prises ; le membre séjourne dans l'atmosphère carbonée pendant cinquante minutes. Au bout de ce temps, la sensibilité est intacte ; les seuls phénomènes observés sont quelques frémissements nerveux des tendons et un léger engourdissement des doigts, symptômes tout à fait passagers. Il n'y a aucun effet général produit.

Il n'en serait sans doute pas de même, si l'on absorbait le gaz par toute la superficie de la peau, et les accidents éprouvés par M. Boussingault, dans un bain entier d'acide carbonique, montre assez qu'alors l'absorption se fait avec activité, puisqu'on éprouve les effets généraux du gaz ; mais ce savant ne nous a pas dit si la peau était alors insensible. Toujours est-il que l'action est très-lente, presque nulle sur la peau recouverte de son épiderme, surtout quand il s'agit d'une portion limitée des téguments, et qu'il est impossible d'obtenir dans ces circonstances une véritable anesthésie locale.

2° Action sur la peau dénudée et sur les plaies.

Le gaz agit alors d'une manière efficace, et son action locale calmante, anesthésique, est parfaitement évidente ; elle se prolonge même pendant un temps assez long, quoiqu'à des degrés décroissants, à mesure qu'on s'éloigne du commencement de l'expérience.

EXPÉRIENCE 53e. — *Double application de caustique de Vienne sur le même sujet; anesthésie locale par l'oxyde de carbone.* — Ayant à faire deux larges cautérisations à la région des reins, avec de la pâte de Vienne, caustique douloureux, dont on peut suivre facilement les effets, puisqu'il met dix minutes pour entamer toute l'épaisseur de la peau, j'appliquai d'abord le caustique pendant deux minutes environ, pour enlever l'épiderme, puis, l'ayant retiré, je dirigeai sur la plaie commençante une douche gazeuse locale, au moyen d'une vessie remplie de gaz, munie d'un long tube, se terminant par une ouverture évasée en entonnoir, et appliquée sur la peau. A peine la douche fut-elle commencée, que la douleur, qui d'abord avait été fort vive, disparut complétement. La douche gazeuse fut prolongée pendant sept minutes, puis on retira l'appareil et on appliqua de nouveau le caustique pendant huit minutes ; la douleur fut presque nulle. Quatre litres environ de gaz avaient été employés. La seconde cautérisation fut faite en même temps, à quinze centimètres de distance, et sans douche gazeuse ; pendant toute sa durée, le malade éprouva une douleur très-vive.

EXPÉRIENCE 54e. — *Carcinome douloureux de la matrice; douche d'oxyde de carbone, analgésie.* — M. Léon Coze, agrégé à la faculté de médecine de Strasbourg, eut l'idée d'employer les injections de ce gaz dans un cas de carcinome ulcéré de la matrice, traité sans succès par les douches d'acide carbonique. La première injection fut faite le 31 décembre 1856, et depuis cette époque sept douches ont été appliquées. L'innocuité du moyen a été reconnue; la malade n'a éprouvé que quelques vertiges pendant l'opération, sans autres symptômes. La douche a déterminé la cessation presque immédiate de la douleur, qui n'a reparu qu'au bout de quelque temps; on l'a calmée de nouveau par l'application du même moyen. Aucune hémorrhagie ne s'est produite pendant les douches d'oxyde de carbone, circonstance qui tient peut-être à l'action coagulante de ce gaz.

EXPÉRIENCE 53e. — *Coxalgie ; bain d'oxyde de carbone.* — M. Léon Coze a essayé encore l'action anesthésique locale du gaz oxyde de carbone, sur une femme atteinte de coxalgie et qui éprouvait de vives douleurs dans la hanche. Un appareil en caoutchouc, enchâssant le genou, maintenait cette partie dans un bain d'oxyde de carbone. Les douleurs sont restées les mêmes, mais au bout de quelques heures, il s'est développé des vertiges, accompagnés de céphalalgie et d'anxiété. On a enlevé l'appareil. Les accidents d'une intensité médiocre ont encore persisté pendant plus de vingt-quatre heures. Le membre a paru engourdi; mais il faut ici faire la part de la pression exercée par le caoutchouc. Cette observation peut être considérée comme une preuve de l'absorption cutanée de l'oxyde de carbone. L'analyse chimique, faite par M. Hepp, a démontré que le gaz était resté pur dans l'appareil; il avait seulement diminué de quantité.

Ainsi l'oxyde de carbone a peu d'action locale sur la peau revêtue de son épiderme, mais développe au bout d'un certain temps les phénomènes généraux qui résultent de son absorption.

Il agit au contraire comme anesthésique local sur le derme dénudé; mais nul doute que pour obtenir une insensibilité complète sur une surface étendue, il ne fallut prolonger la douche locale pendant un temps plus long que nous ne l'avons fait dans ce premier essai.

Je me propose, dans une série d'expériences prochaines,

d'étudier les différents éléments de la question, dont les trois principaux peuvent se résumer ainsi :

1° Quel est le temps nécessaire pour obtenir l'anesthésie absolue ?

2° Quelle est la quantité de gaz nécessaire pour cela ?

3° A quelle profondeur l'anesthésie pénètre-t-elle les tissus?

Un résultat assez curieux et inattendu complète la première expérience que nous venons de rapporter ; l'eschare du côté anesthésié devint beaucoup plus sèche que l'autre, et pendant toute la période de leur délimitation et de leur séparation, qui fut de dix jours, la douleur fut constamment plus vive, plus énergique, la suppuration plus abondante, du côté qui n'avait pas été soumis au gaz. Je ne puis que signaler ce fait, sans en indiquer la cause, sans prétendre l'expliquer ; il m'a paru au moins digne d'intérêt.

Mais, dira-t-on, la nécessité d'agir sur une surface dépouillée rend ce mode d'anesthésie inapplicable dans le plus grand nombre des cas ?

Cette objection n'est point sans valeur. Sans doute il vaudrait mieux trouver un corps qui fût anesthésique immédiat ; mais encore faut-il être heureux, en attendant, de trouver un corps qui puisse agir dans les cas nombreux de plaies, de brûlures, d'ulcères et de tumeurs ulcérées, sans compter ceux où l'on peut enlever l'épiderme avant d'agir plus avant comme pour les cautérisations. Ce n'est point un spécifique, une panacée universelle, que nous venons préconiser ; c'est un moyen qui a son indication thérapeutique, limitée, si l'on veut, mais efficace, et, en suivant cette indication, le chirurgien aura lieu d'en être satisfait.

§ XIX. — Action successive du chloroforme & de l'oxyde de carbone sur le même sujet.

En considérant combien la période d'excitation du gaz oxyde de carbone se manifeste avec violence, nous avons été curieux de savoir si cette période excitante pourrait être employée pour réveiller du sommeil chloroformique, ainsi que M. Fabre l'avait fait avec un remarquable succès pour l'éther. Nous instituâmes donc plusieurs expériences de la manière suivante : on chloroformait un lapin, et l'on obtenait la période d'excitation, puis l'anesthésie; alors on le soumettait immédiatement aux inhalations gazeuses. Plusieurs fois l'on obtint une agitation nouvelle, une sorte de demi-réveil, mais incomplet et très-court, immédiatement suivi de la période d'excitation convulsive, propre au gaz, puis d'une nouvelle période d'anesthésie.

Ces expériences viennent à l'appui de celles de notre jeune confrère, en montrant que par l'opposition des périodes propres aux deux substances, on obtient, pour ainsi dire, leur neutralisation momentanée ; mais elles montrent aussi que l'effet du gaz est trop rapide, trop énergique, pour pouvoir être employé utilement, et que, vu le peu de durée de ce demi-réveil qui n'est point constant, l'action du gaz paraît se surajouter à celle du chloroforme.

Expérience 58e. — *Emploi du chloroforme, anesthésie. Emploi de l'oxyde de carbone; demi-réveil, puis nouvelle anesthésie.* — Lapin faible, robe grise. On donne le chloroforme pendant une minute et demie ; agitation, puis anesthésie. On commence alors les inhalations intermittentes d'oxyde de carbone, et on les renouvelle quatre fois en cinq minutes. A la deuxième fois, l'animal relève la tête, il semble se réveiller, mais ce réveil ne dure pas ; à la quatrième inspiration, il est pris d'agitation et de convulsions générales, puis retombe dans un nouveau sommeil. On cesse les inhalations gazeuses ; réveil au bout de sept minutes.

Expérience 59e. — *Emploi du chloroforme, anesthésie. Emploi du gaz carboné; effet nul d'abord, puis nouvelle anesthésie.* — Lapin vigoureux, robe noire. On donne le chloroforme pendant une minute, anesthésie ; on emploie alors l'oxyde de carbone, une inhalation par minute, avec un repos de vingt secondes environ. Pendant les deux premières minutes, aucun effet produit; à la troisième minute et à la troisième inhalation, quelques phénomènes ataxiques, légères convulsions et contractures, suivies d'une nouvelle torpeur. Réveil au bout de six minutes.

Dans le premier de ces faits, l'action contraire des deux substances a donné lieu à un demi-réveil Dans le second, le réveil n'a pas eu lieu ; mais le gaz carboné est resté deux minutes sans produire d'action sensible, ce qui n'arrive jamais quand on le fait respirer pur de prime abord sans avoir donné le chloroforme : en sorte qu'il y a eu, pour ainsi dire, neutralisation momentanée de ses effets.

§ XX. — L'Ammoniaque antidote de l'oxyde de carbone.

Quel serait, en cas d'empoisonnement par l'oxyde de carbone, l'antidote le plus convenable ?

Cette question nous a préoccupés vivement, et l'un de nous, M. Paul Blondeau, paraît l'avoir résolue en faveur de l'ammoniaque.

En effet, ce corps volatil pénètre facilement dans les fosses nasales et dans les bronches par la respiration, et là il agit de deux façons :

1° Comme stimulant diffusible, sur les nerfs olfactifs, dont les rapports avec la respiration sont plus importants qu'ils ne paraissent au premier abord ;

2° Par une action chimique, en absorbant, à mesure qu'il se forme, l'acide carbonique produit, pour donner lieu à du carbonate d'ammoniaque.

Ces expériences devaient, en outre, jeter un jour nouveau sur une question difficile ; celle de savoir si l'oxyde de carbone agissait en nature, ou si, arrivé au contact des cellules pulmonaires, il se décomposait, absorbait l'oxygène du sang et formait de l'acide carbonique.

En effet, si l'oxyde de carbone agit en tant qu'oxyde de carbone, l'ammoniaque, sans action sur ce corps, ne pourra rétablir la vie ; si au contraire l'oxyde de carbone absorbe l'oxygène du sang et agit en tant qu'acide carbonique, l'ammoniaque absorbera ce gaz, et il y aura amélioration immédiate.

Le résultat de nos expériences fut favorable à cette dernière théorie.

Expérience 60e. — *Anesthésie simple, réveil par l'ammoniaque.* — Nous déterminâmes l'anesthésie chez un jeune lapin, en une minute, par les inspirations gazeuses ; puis nous posâmes devant les narines une capsule remplie d'ammoniaque ; il retira presque aussitôt la tête, et revint à son état normal en moins d'une minute.

Expérience 61e. — *Anesthésie profonde, mort apparente ; réveil par l'ammoniaque en sept minutes.* — Nous fîmes inspirer le gaz délétère, pendant six minutes, à un lapin fort et vigoureux, en divisant cette espace en trois fois. L'animal paraissait rebelle à son action ; il n'éprouvait que la première période d'excitation avec convulsion violente ; puis, tout à coup, il tomba comme foudroyé ; passant de l'état convulsif à l'état de mort apparente, semblable en tout à l'animal qui avait succombé dans une expérience précédente. Le cœur s'entendait à peine; la respiration était très-rare, diaphragmatique, semblable à un hoquet; puis elle parut cesser. Nous approchâmes alors de l'ammoniaque dans une capsule placée sous les narines; au bout d'une minute, signe de vie, retour de la respiration et des battements du cœur. Au bout de quatre minutes, retour de la sensibilité aux oreilles et aux ongles, les téguments restent encore insensibles; l'animal s'est relevé sur ses pattes de devant, le train postérieur est encore paralysé; retour à l'état normal au bout de sept minutes.

Expérience 62e. — *Anesthésie profonde, animal abandonné à lui-même; réveil à la quatorzième minute.* — Comme point de comparaison, un autre lapin fut anesthésié par le gaz en deux minutes; l'anesthésie était profonde, mais n'allait pas jusqu'à la mort apparente.

L'animal fut abandonné à lui-même, pour juger du temps qu'il mettrait à se rétablir spontanément; le réveil ne fut complet qu'à la quatorzième minute.

L'action de l'ammoniaque est bien mise en évidence par les faits qui précèdent.

Au bout de quelques inspirations de ses vapeurs, on voit la respiration se rétablir, et l'animal revenir à l'existence en sept minutes, tandis que, poussé aux mêmes limites, l'effet du gaz produit la mort ou un réveil tardif au bout de quatorze minutes, si l'on n'a pas recours à l'emploi de l'ammoniaque.

L'OXYGÈNE ANTIDOTE DE L'OXYDE DE CARBONE.

Si l'on compare la constitution chimique de l'acide carbonique et de l'oxyde de carbone, et qu'on vienne à considérer en même temps l'énergie progressive de leurs effets, on arrive rationnellement à conclure, que l'oxygène est le modérateur par excellence des effets du carbone, puisque l'action stupéfiante du carbone s'affaiblit à mesure que la proportion de l'oxygène augmente.

Mais cette théorie chimique, vraie lorsqu'il s'agit de corps combinés chimiquement dans une éprouvette, avait besoin de la sanction de l'expérience pour être appliquée à l'être vivant dans le cas d'anesthésie et d'asphyxie carbonées.

Samuel Witte, le premier, a signalé les vertus de l'oxygène; il en avait éprouvé, comme nous l'avons dit plus haut, d'excellents effets après avoir respiré les vapeurs d'oxyde de carbone; cependant un seul fait ne suffit point pour prouver une théorie. C'est pourquoi j'entrepris, dans le but d'éclairer la question, la série des expériences qu'on va lire, elles ont démontré la vérité de nos premières assertions.

Expérience 62e bis. — *Anesthésie par l'oxyde de carbone; l'animal est abandonné à lui-même; réveil naturel au bout de douze minutes.* — Lapin faible, robe grise. On le soumet aux inhalations gazeuses pendant trente secondes, en laissant entrer un peu d'air atmosphérique; on cesse dès que l'animal est endormi; et on l'abandonne à lui-même pour juger du temps qu'il mettra à se réveiller naturellement; la pupille n'est pas très-dilatée, signe favorable.

L'animal reste étendu sur le côté, complétement insensible pendant trois minutes, puis la sensibilité reparaît un peu aux oreilles, mais le sommeil persiste; le rétablissement n'est complet qu'à la douzième minute.

Expérience 62e ter. — *Anesthésie par l'oxyde de carbone. Emploi de l'oxygène au début, puis l'animal est abandonné à lui-même; réveil au bout de dix minutes.* — Lapin gris, faible. Inhalations pendant trente secondes. On ne laisse pas entrer d'air, le gaz est donné pur au moyen d'une vessie qui entoure la tête. Contractures légères, puis anesthésie et mort apparente ; la respiration est abolie, le cœur ausculté ne bat plus. La pupille est complétement dilatée.

On pratique alors les insufflations d'oxygène. Pendant la première minute, l'animal ne fait que trois ou quatre inspirations saccadées, mais elles suffisent pour amener assez d'oxygène dans les poumons et le sang. La respiration se rétablit, mais très-faible ; les battements du cœur reparaissent, on perçoit à l'auscultation un frémissement musculaire général. Au bout d'une minute, contractures légères qui ne durent que quelques instants ; après deux autres minutes de sommeil tranquille, l'animal relève la tête ; on cesse alors les inhalations d'oxygène, mais l'animal reste alors faible et languissant jusqu'à la dixième minute.

Expérience 62e quater. — *Anesthésie par l'oxyde de carbone, emploi de l'oxygène, réveil au bout de cinq minutes.* — Lapin de force moyenne. Inhalations de gaz pur pendant quarante secondes ; convulsions légères, puis l'animal tombe sur le côté dans une insensibilité complète ; la respiration et les mouvements du cœur sont arrêtés ; l'auscultation ne fait plus rien entendre, emploi immédiat de l'oxygène pendant cinq minutes sans interruption. Au bout de ce temps, réveil complet.

Expérience 62e quinquiès. — *Anesthésie, emploi de l'oxygène, réveil au bout de cinq minutes.* — Lapin gris et blanc de force moyenne. Inhalation d'oxyde de carbone pur pendant une demi-minute, contractures, tremblement, puis anesthésie ; emploi de l'oxygène ; la respiration et le cœur sont d'abord arrêtés pendant la première minute, l'animal ne fait que trois inspirations convulsives semblables à un hoquet, mais déjà l'oxygène a pénétré dans le sang ; sous cette influence, la respiration reprend sa régularité, le cœur ses battements normaux ; on continue l'oxygène, et l'animal se redresse spontanément au bout de cinq minutes.

Ainsi, en comparant les quatre expériences précédentes, on voit :

Les effets de l'oxyde de carbone se prolonger douze minutes sur l'animal abandonné à lui-même.

Ils ne durent que dix minutes, quand on emploie l'oxygène au début seulement.

Ils cessent au bout de cinq à six minutes, quand on prolonge l'emploi de l'oxygène jusqu'au rétablissement complet.

Si l'ammoniaque agit en déchargeant le sang d'un surcroît d'acide carbonique, l'oxygène agit en rendant au sang son principe le plus actif, et en facilitant aussi la transformation de l'oxyde de carbone en acide carbonique, dernière forme sous laquelle le gaz pourra être éliminé.

Corollaires. — L'oxyde de carbone est à la fois un violent excitant et un puissant anesthésique.

Donné en inhalations, il détermine quatre périodes :

A. Prodromes.

B. Excitation marquée par des contractions et des convulsions.

C. Anesthésie, c'est-à-dire arrêt partiel ou général de sensibilité.

D. Réveil ou mort.

Appliqué localement :

1° Sur la peau recouverte d'épiderme, le gaz n'a qu'une action lente et générale ;

2° Sur la peau dénudée il détermine une anesthésie plus ou moins complète.

L'oxygène et l'ammoniaque paraissent être les meilleurs antidotes du gaz oxyde de carbone.

§ XXI. — De l'Acyde cyanhydrique

CONSIDÉRÉ COMME AGENT ANESTHÉSIQUE.

Poursuivant le cours de mes recherches sur l'anesthésie par les vapeurs et les gaz carbonés, j'ai entrepris l'étude des effets produits sur l'organisme par l'inhalation des vapeurs d'acide cyanhydrique.

Ces expériences ne sont pas sans danger pour ceux qui les pratiquent, aussi je ne les ai point faites pour conclure à l'emploi de l'acide prussique, comme agent anesthésique applicable à l'homme, mais seulement pour vérifier, dans toute son étendue, la loi que nous avions posée, pour en compléter la démonstration.

Si d'autres physiologistes étaient tentés de répéter ces expériences, nous leurs recommanderions d'opérer avec prudence, au grand air, s'il est possible, par une température fraîche, et d'interrompre de temps en temps leurs travaux, pour laisser renouveler l'air du laboratoire.

Jusqu'à ce jour, la plupart des savants n'avaient étudié l'acide cyanhydrique qu'en le faisant absorber à dose massive dans les voies digestives.

M. Flandin, seul, avait employé les inhalations, mais comme simple expérimentation des effets, sans idée méthodique et sans songer à les rattacher à la question de l'anesthésie * : « Je me » contentais, dit-il, de placer sous les narines d'un chien un » flacon contenant de l'acide pur ou anhydre. Une ou deux » inspirations suffisaient pour que les animaux tombassent » renversés, l'œil hagard et brillant, la mâchoire inférieure » convulsée, l'échine recourbée en arrière, les membres rai- » dis et agités de fréquents mouvements tétaniques ; après

* *Traité des poisons*, t III, p. 522.

» quelques mouvements profonds d'inspiration et d'expiration,
» l'animal cessait de vivre. »

Nos expériences viennent confirmer celles de ce savant, et démontrent que l'inhalation des vapeurs produit des phénomènes semblables et que leur action est même plus active que celle de l'acide prussique ingéré dans l'estomac :

Mais nous avons obtenu un résultat plus important, c'est la démonstration de la deuxième partie de cette loi que nous avons formulée avec M. S. Dumoulin (chapitre 8) à savoir que : plus une substance contient de carbone facilement assimilable, plus ses effets anesthésiques sont violents.

L'acide cyanhydrique offre la plus haute manifestation de ce pouvoir :

1° Parce que le carbone y est en quantité considérable ;

2° Parce que sa puissance n'est point affaiblie par son mélange avec l'oxygène, comme cela arrive pour l'oxyde de carbone et l'acide carbonique ;

3° Parce que le carbone s'y trouve dans une combinaison facilement décomposable, puisque le contact de la lumière suffirait seul pour l'éliminer.

Atténuation des effets de l'acide prussique par le froid

L'acide prussique est blanc, transparent ; exhàle une odeur piquante et facilement reconnaissable par sa ressemblance avec celle des amandes amères.

Il entre en ébullition à 27 degrés centigrades, mais aux températures inférieures il dégage encore des vapeurs assez puissantes pour que, respirées par les êtres vivants, elles déterminent les phénomènes propres à cette substance, sans entraîner la mort immédiate.

On voit, par ces détails, combien il importe d'observer le degré de température où l'on se trouve pendant l'expérience, car la même quantité d'acide peut, à 27 degrés, entrer en ébullition, et se vaporiser rapidement toute entière en produisant des phénomènes mortels, tandis que si l'on opère à 0 degré ou par un froid plus vif, il se dégagera des vapeurs assez faibles pour que les effets pathognomoniques ne se dessinent qu'au bout d'un temps notable, ce qui permet au physiologiste de les étudier.

Atténuation des effets de l'acide prussique par dilution.

Mais si l'on peut faire varier la force de l'acide en modifiant la température, on peut plus facilement encore affaiblir ses effets violents en le diluant dans une quantité d'eau plus ou moins considérable ; c'est par l'emploi de cette méthode que nous avons pu observer la série des phénomènes produits.

Nous avons successivement atténué les doses en étudiant les effets de l'acide prussique au cinquième, au dixième, au vingtième, au quarantième et au centième, et, chose remarquable, tandis que les phénomènes sont presque foudroyants quand on emploie l'acide au cinquième ou au dixième, ils sont déjà suffisamment affaiblis au quarantième, pour ressembler à ceux que produit l'oxyde de carbone, et pour produire, atténué au centième, une anesthésie passagère, fort semblable à celle que détermine l'acide carbonique, mais que l'on ne peut prolonger comme elle.

Phénomène de l'accumulation d'action.

Mais il faut pour cela une seconde condition, c'est que l'on cesse les inhalations au moment où se manifestent les premiers signes d'action de l'acide prussique ; on abandonne alors l'animal à lui-même, et l'on voit se dérouler toute la série des phénomènes propres aux substances anesthésiques : période d'excitation, période de collapsus, période de réveil ou de mort.

Si au lieu d'interrompre les inhalations on veut les prolonger jusqu'à ce qu'on ait atteint la deuxième période, de collapsus, il y a une accumulation d'action rapide, et l'animal tombe bientôt pour ne plus se relever.

L'appareil dont nous nous sommes servi se compose d'un ballon de verre placé sur un support, et garni d'un bouchon d'où partent deux tubes. Au fond du ballon se trouve l'acide plus ou moins dilué. Des deux tubes, le premier aboutit à un tuyau en caoutchouc dont l'autre extrémité se place dans la gueule de l'animal (on peut aussi se servir d'une vessie qui entoure sa tête). Le deuxième est en communication avec un soufflet. En pressant le soufflet, on chasse l'air atmosphérique dans le ballon ; cet air, passant sur l'acide cyanhydrique, se charge des vapeurs que dégage ce corps, et, continuant sa route, arrive par le premier tuyau jusqu'aux voies respiratoires de l'animal.

Celui-ci respire donc l'air atmosphérique plus ou moins chargé de vapeurs cyanhydriques.

Cette méthode nous a paru la plus sûre pour étudier les effets de l'acide, sans y introduire l'élément d'asphyxie qui complique les opérations, toutes les fois que l'air atmosphérique n'arrive pas au poumon en quantité normale.

TABLEAU

Des phénomènes produits par l'acide prussique.

Pour mieux faire comprendre les effets de cette substance, nous analyserons les phénomènes produits par les deux doses extrêmes :

1° Effet de l'acide cyanhydrique concentré ;

2° Effet de l'acide cyanhydrique dilué.

Les doses intermédiaires produisent des effets analogues qui ne diffèrent que par la rapidité plus ou moins grande de leur apparition.

1° *Acide cyanhydrique concentré.*

A peine l'animal a-t-il fait cinq ou six inspirations, qu'il se raidit subitement comme s'il était frappé d'un coup de foudre, c'est le tableau le plus complet qu'on puisse imaginer du tétanos; puis, au bout de quelques secondes, il éprouve des convulsions si fortes, que presque toujours il s'échappe des mains de l'opérateur, et se trouve projeté à distance, si on ne le retient pas avec force.

Puis, au bout d'une demi-minute ou d'une minute, cet appareil formidable cesse, et se trouve remplacé par un état plus calme en apparence mais plus dangereux encore.

C'est en effet la mort apparente; l'animal est immobile, complétement insensible, la pupille extrêmement dilatée, l'œil saillant hors de l'orbite; les battements du cœur et la respiration ont cessé une fois ou deux dans l'espace de deux minutes, on voit tout à coup un hoquet convulsif, vain effort pour rétablir la respiration, puis la mort réelle succède à la mort apparente, sans autre signe extérieur.

Mais, chose remarquable, j'ai observé que l'énorme dilatation de la pupille disparaissait au moment de la mort, et qu'elle revenait à des limites plus naturelles en même temps qu'un frémissement vibratoire, sensible seulement à l'auscultation, se faisait entendre par tout le corps pendant quelques secondes.

Tous ces phénomènes se passent avec tant de rapidité que l'œil a peine à les suivre et l'intelligence à les coordonner; avec un peu d'attention on y reconnaît cependant les périodes alternantes d'excitation et de collapsus signalées pour toutes les substances anesthésiques; nous les retrouverons bientôt plus claires, plus nettement définies, lorsqu'une suffisante dilution de l'acide aura ralenti les phénomènes de façon à en permettre l'étude plus régulière.

Expérience 63e. — *Température 11 degrés centigrades; inhalations d'acide prussique au cinquième mélangé d'air. Contraction; anesthésie; mort en deux minutes et demie.* — Dix grammes d'acide cyanhydrique au cinquième sont versés dans un flacon à large embouchure, que l'ont tient avec la main sous le nez d'un lapin vigoureux. Au bout d'une demi-minute, il éprouve des contractions si violentes qu'il s'échappe des mains qui le tiennent et s'éloigne de l'appareil; on le remet en position; au bout d'une minute et demie, après plusieurs accès tétaniques, il tombe dans un état de résolution complet, on éloigne l'appareil, l'animal est insensible à toutes les excitations et à la douleur, la pupille largement dilatée, les paupières immobiles, l'œil saillant, la respiration abolie; dans l'espace d'une minute, il éprouve quatre hoquets convulsifs, vains efforts pour rétablir la respiration, nous employons sans résultat la respiration artificielle, les frictions d'eau acidulée d'acide chlorhydrique au bout de cette minute, l'animal est mort.

Chose remarquable, après la mort, la pupille perd son énorme dilatation, se rétracte bien plus qu'elle ne l'était pendant la vie dans l'état normal.

Expérience 64e. — *Température onze degrés centigrades; inhalations de vapeurs d'acide cyanhydrique au cinquième mélangé d'air dans une grande proportion; contractions tétaniques; anesthésie; mort.* — Un lapin fort et vigoureux fut soumis aux inhalations de vapeurs d'acide cyanhydrique au cinquième, au bout de vingt secondes contractions tétaniques et agitation très-grande; l'animal s'échappe de l'appareil, on le remet en position, les convulsions recommencent, au bout d'une minute respiration stertoreuse, puis collapsus complet. On cesse les inhalations, l'insensibilité est complète, on pince les oreilles, on perfore la cuisse avec un stylet, sans que l'animal donne signe de douleur, mais la vie est presque éteinte;

la respiration abolie, c'est à peine si dans l'espace d'une minute l'animal fait quatre ou cinq ou six efforts convulsifs pour rétablir la respiration, puis tout est fini : il s'est écoulé deux minutes depuis le début de l'expérience jusqu'à la mort.

Expérience 65e. — *Acide cyanhydrique au dixième; température onze degrés centigrades; inhalations pendant cinquante secondes; contractions violentes; collapsus; anesthésie; mort.* — Un lapin de force moyenne est soumis aux inhalations pendant cinquante secondes, dès la vingtième, il entre en convulsion; on cesse, les inhalations au bout des cinquante secondes, l'animal est étendu sur le côté; la tête renversée en arrière, la gueule est entr'ouverte, les commissures retirées en arrière, le tétanos est complet; on remarque quatre ou cinq mouvements convulsifs, puis un état de collapsus complet pendant lequel l'insensibilité est absolue; la pupille est dilatée, les paupières immobiles, l'œil saillant, la respiration est entièrement arrêtée; mais à trois ou quatre reprises, l'animal fait un violent effort pour rétablir l'acte respiratoire; ce hoquet convulsif s'arrête et la mort arrive au bout d'une minute et demie; le sang pris dans la jugulaire est noir; il rougit promptement à l'air.

Nous avons employé inutilement pour faire revenir l'animal, la respiration artificielle et la respiration des vapeurs de l'ammoniaque.

Expérience 66e. — *Acide cyanhydrique au vingtième; température onze degrés centigrades; inhalations pendant trente secondes; contractures; anesthésie, semi-paralysie, guérison.* — Lapin fort, inhalations pendant trente secondes, contractures et opisthotonos; on cesse immédiatement. L'insensibilité est d'abord complète, puis incomplète au bout de deux minutes. On remarque en même temps une demi-paralysie du train postérieur; quand on met l'animal sur ses quatre membres, il peut s'y tenir mais couché; il ne peut se relever; cette faiblesse dure trois minutes encore; on ne l'observe point dans les membres supérieurs. A la fin de la cinquième minute l'animal est complétement revenu à lui sans aucun secours extérieur, le cœur, ausculté, bat avec une fréquence extrême, il donne deux cent quarante pulsations par minute.

Expérience 67e. — *Acide cyanhydrique au vingtième; température onze degrés centigrades; inhalations pendant cinquante secondes; excitation violente; tétanos; collapsus et anesthésie; mort.* — Un lapin noir, de force moyenne, fut soumis pendant cinquante secondes aux inhalations; il entra aussitôt dans une période d'excitation violente, la tête renversée en arrière, les membres agités de fortes secousses comme électriques; puis il tomba tout à coup dans un collapsus profond, l'anesthésie était complète, on pouvait traverser la peau du dos, pincer les oreilles, traverser un membre entier sans que l'animal donnât signe de douleur; la pupille était très-dilatée, les paupières immobiles, l'œil saillant. Les battements du cœur qui étaient à cent deux avant l'expérience, étaient tombés à 72; la respiration très-rare, entremêlée de hoquets convulsifs; on employa inutilement la respiration artificielle et les vapeurs ammoniacales, l'animal s'affaiblit, la respiration cessa la première, les battements du cœur devinrent d'abord très-faibles et très-rares, puis on n'entendit plus qu'un frémissement léger et la mort arriva au bout de quatre minutes.

Anatomie pathologique.

Quand on procède à l'ouverture de l'animal aussitôt après la mort, on remarque la couleur noire foncée du sang des veines jugulaires, mais au bout de peu d'instants ce sang si noir, rougit à l'air.

Il en est de même si l'on a soumis l'animal aux inhalations d'oxygène ; lors même qu'elles n'auraient pas suffi à ranimer la vie, le sang veineux a pris déjà une couleur rutilante.

Ce phénomène est important à constater, parce qu'il suffirait à lui seul pour distinguer une anesthésie par l'acide cyanhydrique de celle que produit l'oxyde de carbone ; M. Claude Bernard a démontré en effet que le sang dans ce dernier cas, offrait une couleur rouge d'emblée, quoique moins prononcée que celle donnée par l'oxygène et qu'il restait un temps considérable avant de retrouver la faculté d'absorber l'oxygène de l'air.

Le cœur qui ne battait plus d'une manière apparente avant l'ouverture du corps, a presque toujours retrouvé ses battements quand il a été mis à découvert ; il les a même conservés très-longtemps dans deux sujets, et nous avons pu observer que l'anéantissement de ses fonctions était arrivé régulièrement dans l'ordre suivant :

Trois minutes après la mort, le ventricule gauche est sans mouvement, l'oreillette gauche s'agite encore sous l'influence des stimulants (coups, piqûres, etc.) jusqu'à la 14e minute, le ventricule droit jusqu'à la 15e, l'oreillette droite jusqu'à la 16e; dans un autre cas, les contractions du cœur droit se sont prolongées pendant près d'une heure, après l'ouverture de la poitrine.

Le cœur droit étant destiné au sang noir, il était naturel qu'il résistât plus longtemps à l'action du gaz carboné ; cet effet à déjà été signalé par Bichat pour l'asphyxie.

Le sang examiné au microscope, au grossissement d'environ 500 diamètres, ne nous a présenté aucune modification apparente; les globules ont leur forme, leur apparence normale, en sorte que cet examen ne peut fournir aucun renseignement au médecin légiste dans un cas d'empoisonnement douteux par l'acide prussique.

Le corps exhale pendant les premières heures une odeur très-prononcée d'amandes amères mais cette odeur disparaît promptement; bien plus promptement que lorsque l'acide a été ingéré dans les voies digestives, en sorte qu'au bout d'une ou deux heures les traces du poison inhalé, auraient disparu complétement, s'il ne restait comme preuve de sa présence, la couleur profondément noire du sang veineux et même artériel.

Mais ce sang noir ne doit plus contenir l'acide en nature, et le carbone doit avoir déjà subi quelque métamorphose, car les réactifs, le papier de tournesol, ne peuvent déceler aucune trace acide dans le sang.

Lorsque les inhalations ont été répétées à plusieurs reprises sur le même sujet, on peut trouver aussi une inflammation légère du larynx et de la trachée, caractérisée par une fine arborisation vasculaire; le papier de tournesol mis en contact avec les parois de ces organes, et jusque dans les petites ramifications bronchiques, n'y décèle plus la présence de l'acide, qui les traversait naguère à l'état de vapeur.

A l'époque ou je faisais mes expériences, les travaux de Jacubowitsch, n'étaient pas encore connus en France.

Ce savant a démontré que sur les animaux empoisonnés par la nicotine et l'acide prussique les éléments nerveux étaient complétements détruits; que ces poisons doivent tuer en brisant les cellules et les tubes dont l'union forme les nerfs; je me propose de revenir sur ces recherches; leur confirmation donnerait un signe précieux au médecin légiste pour reconnaître la mort par action d'acide prussique, car ce poison ne laisse aucune autre trace, tandis que la nicotine, peut encore être retrouvée en nature, comme l'ont démontré Orfila et Stas, dans le procès de Fougnies et de Bocarmé.

EXPÉRIENCE 68e. — *Acide cyanhydrique au quarantième; température onze degrés centigrades; inhalations pendant cinquante secondes; contractions, puis collapsus; affaiblissement progressif; mort en sept minutes* — L'appareil étant rétabli, un lapin ayant déjà respiré l'acide cyanhydrique fut soumis de nouveau aux effets des vapeurs, pendant cinquante secondes, les contractions se manifestèrent bientôt; nous cessâmes les inhalations avant d'être arrivés à la période de collapsus et d'anesthésie.

La tête est renversée en arrière dans l'opisthotonos, la gueule entr'ouverte, les commissures retirées en arrière, la pupille dilatée, les paupières immobiles; puis au bout d'une minute, quoique l'animal ne fut plus soumis aux vapeurs actives, la période de collapsus et d'anesthésie se manifeste à son tour; l'insensibilité est complète.

La respiration est saccadée et intermittente, elle s'interrompt parfois pendant un temps notable, puis se rétablit régulière pour cesser encore. Les battements du cœur sont rares, offrant aussi des intermittences remarquables; par moment ils semblent reprendre leur force et leur régularité, puis ils s'affaiblissent de nouveau, et s'arrêtent; nous pratiquons alors l'acupuncture du cœur avec une aiguille d'or; sous cette influence les battements se réveillent un instant, mais cet état meilleur ne dure pas, la respiration artificielle, les vapeurs ammoniacales, sont tout aussi inutiles; l'animal meurt en sept minutes. On ouvre le corps trois minutes après; le sang de la jugulaire est très-noir, il rougit promptement à l'air; le cœur bat encore, mais non également dans toutes ses parties.

Le ventricule gauche est presque sans mouvements, il s'éteint bientôt. Les autres cavités de l'organe conservent leurs fonctions plus longtemps; elle s'éteignent dans l'ordre suivant: ventricule gauche après trois minutes, oreillette gauche environ quatorze, ventricule droit quinze, oreillette droite entre quinze et seize minutes.

EXPÉRIENCE 69. — *Température cinq degrés centigrades; inhalations pendant trente-cinq secondes, contractures, mort au bout d'une minute; impuissance des inspirations d'oxygène.* — Un lapin très-fort, qui avait résisté jusqu'à trois minutes aux vapeurs de l'acide au centième, et qui avait déjà été anesthésié le même jour, fut soumis aux vapeurs au cinquième, les inhalations durèrent trente-cinq secondes, alors l'animal se renversa en arrière, ses quatre membres se raidirent, puis, sans plus de convulsions, ils tombèrent dans un collapsus complet, pupille dilatée, œil saillant; le cœur a cessé de battre, la respiration est anéantie au bout d'une minute, on commence l'emploi de l'oxygène ; une minute plus tard, l'animal fait deux inspirations convulsives, mais elles se font par les narines et non par la bouche où l'on opère les inhalations oxygénées ; à dater de ce moment, l'animal ne respire plus, il éprouve un frémissement fébrillaire qui dure un instant et meurt sans faire un mouvement.

Autopsie un quart d'heure après. Le sang est tout à fait rutilant, bien différent de ce qu'il est dans les autres cas de mort par l'acide prussique ; on voit qu'il commençait à subir l'effet de l'oxygène, dont on a continué l'emploi plusieurs minutes après la mort.

Examiné au microcospe, au grossissement de cinq cents diamètres, le sang de la veine jugulaire ne montre aucune altération. Le cœur bat encore, mais le ventricule gauche n'offre que de faibles mouvements qui s'éteignent aussitôt ; l'oreillette gauche se contracte un quart d'heure de plus sous l'influence des excitants ; quant au cœur droit, il reste sensible pendant plus d'une heure, les mouvements s'éteignent d'abord dans le ventricule, et, en dernier lieu, dans l'oreillette droite. Le larynx et la bouche offrent une fine arborisation vasculaire, signe d'une légère inflammation, sans doute produite par les inhalations précédentes.

Le corps exhale encore l'odeur d'amande amère pendant une heure environ, après quoi on ne peut plus le reconnaître.

Nous recherchons si le passage des vapeurs acides a laissé des traces dans la bouche, ou les voies aériennes ; mais le papier bleu de tournesol, appliqué successivement à la surface de la muqueuse buccale, laryngée, et même dans les bronches profondes, ne donne aucune réaction acide ; le sang, examiné sous ce rapport, n'en fournit pas davantage.

Analogie entre la mort subite par le chloroforme et par l'acide cyanhydrique.

En voyant la rapidité des accidents produits par l'acide cyanhydrique et la mort presque subite qui en résulte lorsque ce corps est donné pur, on se demande si dans les cas de mortalité subite par l'éther et le chloroforme, il ne s'est point formé au sein de l'organisme quelque combinaison analogue.

Si par exemple le chloroforme venant à se décomposer dans le torrent circulatoire, le carbone qui se trouve alors à l'état naissant ne s'unirait pas sous certaines influences à l'azote résultant de l acte respiratoire au lieu de se combiner avec l'oxygène ; il y aurait alors production spontanée de cyanogène et même peut-être d'acide cyanhydrique au sein de l'économie et mort immédiate.

Nous ne donnons cette idée que comme une chose possible, mais non démontrée ; les mystères de l'organisme humain sont trop nombreux et captivent trop l'intérêt pour qu'il ne soit pas permis au physiologiste d'indiquer toute idée, toute voie scientifique qui pourrait tôt ou tard conduire à la vérité.

2° *Acide cyanhydrique dilué.*

Quand on dilue l'acide prussique suffisamment, au centième ou même au quarantième, pourvu que la température soit froide, il devient facile de suivre les quatre périodes décrites pour les autres substances anesthésiques, on ne peut alors s'empêcher de remarquer l'analogie frappante qui existe entre ces effets et ceux des autres corps carbonés, surtout de l'oxyde de carbone. Mais ici tous les symptômes sont exagérés par suite de la puissance de l'agent employé.

La période prodromique peut durer de une demi à une minute quand la température est basse (quatre à cinq degrés centigrades) et lorsque l'animal est fort; j'ai même vu un cas, où le sujet déjà accoutumé par de précédentes inhalations, n'a éprouvé au bout de deux minutes qu'un peu d'hébétude et de vertiges.

Période d'excitation; tout à coup au moment le plus inattendu, se manifestent des convulsions violentes, c'est alors qu'il faut cesser l'emploi des vapeurs cyanhydriques. D'autres fois ce sont des contractures, les diverses formes du tétanos; l'animal se recourbe en demi-cercle en avant dans l'emprosthotonos, ou en arrière dans l'opisthotonos, puis surviennent des tremblements nerveux ou des mouvements de va et vient, l'extension et la flexion subite des membres avec une rapidité et une énergie sans pareille; l'œil est tourné en haut, les paupières fortement fermées. En même temps la pupille se dilate avec rapidité, la respiration est interrompue par la contraction du diaphragme et des muscles intercostaux, le cœur bat avec une fréquence extrême.

Période de collapsus; à cet appareil formidable qui dure une minute, succède un sommeil plus ou mois profond; chez quelque sujet il peut ressembler à un coma très-grave; mais chez la plupart des autres il se rapproche de celui du chloroforme et se prolonge plus longtemps, jusqu'à un quart d'heure quelquefois.

La paralysie des membres est alors complète, les paupières

sont largement ouvertes, l'œil saillant comme dans l'exophthalmie, l'insensibilité absolue; mais tandis que les instruments piquants ou tranchants ne peuvent sortir l'animal de son immobilité, il suffit souvent du contact de la main, ou d'une secousse quelconque pour que les convulsions se reproduisent avec force comme cela arrive dans l'empoisonnement par la strychnine.

Ces alternatives de coma et de convulsions peuvent aussi se renouveler à plusieurs reprises spontanément, pendant dix, quinze et même vingt minutes après qu'on a cessé les inhalations. Mais les mouvements nerveux sont très-courts, ils ne durent à chaque fois que trente à quarante secondes, tandis que les périodes de somnolence persistent trois à quatre minutes de suite.

Pendant cette période la respiration est très-rare; presque anéantie au début (quatre ou cinq dans une minute), elle se régularise peu à peu, à mesure qu'on s'éloigne du commencement de l'expérience.

Il en est de même pour le cœur; quand le collapsus arrive, les battements du cœur deviennent rares et imperceptibles, ils reprennent leur fréquence plus tard, et au moment du réveil, ils dépassent ordinairement le chiffre normal.

Réveil. — La sensibilité de l'œil et de la pupille est un des premiers signes qui annoncent le réveil prochain; l'iris reprend sa contractilité, la pupille ses dimensions; et nous voyons ainsi cet organe délicat fournir les données les plus sûres pour suivre d'une manière positive, les effets produits sur le cerveau et le système nerveux. Bientôt l'animal retrouve le mouvement aux membres antérieurs, les pattes de derrière restent plus longtemps à reprendre leur vigueur, mais enfin, au bout de dix à vingt-cinq minutes, depuis le début de l'expérience, l'animal est revenu à son état normal.

Expérience 70e. — *Acide cyanhydrique au quarantième ; température onze degrés centigrades ; inhalations pendant dix secondes, agitation, vertiges, symptômes prodromiques.* — Le lapin de la quatrième expérience rétabli depuis trois quarts d'heure, fut soumis aussi aux inhalations au quarantième pendant dix secondes seulement ; l'appareil s'étant dérangé on interrompit aussitôt ; l'animal paraissait un peu agité ; ses mouvements étaient incertains, vacillants comme s'il y avait des vertiges ; mais il n'y eut ni contraction, ni convulsion, ni perte de la sensibilité.

Expérience 72e. — *Acide cyanhydrique au quarantième; température huit degrés et demi centigrades ; inhalations pendant cinquante-cinq secondes ; vertiges et tremblements sans convulsions ; anesthésie, réveil au bout de trois minutes.* — Un lapin de grande taille, robe grise, fut soumis aux inhalations cyanhydriques pendant cinquante-cinq secondes, l'effet dut être affaibli parce qu'il entrait trop d'air dans l'appareil. Au bout du temps indiqué, l'animal n'avait éprouvé que de l'agitation volontaire, on retire l'appareil. Le lapin ne tombe point, mais sa tenue est vacillante, il tient à peine sur ses jambes à moitié repliées sous son ventre ; le moindre choc le renverserait. Il y a du tremblement des membres, mais point de convulsions, ni de tétanos ; cet état dure une minute et demie, puis la deuxième période se manifeste, l'animal est dans un collapsus général, les membres postérieurs sont paralysés, la sensibilité est très-affaiblie, sinon entièrement supprimée, la pupille légèrement dilatée, la respiration rude, régulière, un peu rare. Le cœur écouté, vers la fin de l'expérience, donnait deux cent quatorze pulsations par minute ; réveil complet au bout de trois minutes.

Expérience 73e. — *Inhalations au quarantième ; contractures ; anesthésie profonde ; réveil au bout d'un quart d'heure.*

— Après quelques minutes de repos, le même animal est soumis aux mêmes inhalations pendant soixante-cinq secondes ; vers la cinquantième apparaissent les phénomènes d'agitation et de contractures ; on cesse dès qu'ils sont bien établis. L'animal est étendu sur le flanc ; la tête renversée en arrière dans un état d'opisthotonos complet, la commissure des lèvres retirée en arrière, tous les membres dans un état de contracture violente, accompagné de fortes convulsions ; cet état de contracture s'étend jusqu'à la vessie ; l'urine est chassée à plus de deux pieds de distance; la respiration est interrompue pendant de longs intervalles, cependant la pupille n'est que modérément dilatée ce qui donne à espérer que l'animal se rétablira.

En effet, au bout de quelques instants la respiration devient plus régulière ; le cœur bat encore deux cent quarante fois par minute; l'animal entre dans une période de sommeil anesthésique absolument semblable à celle de l'éther ou du chloroforme, l'insensibilité est complète ; soit aux oreilles, soit aux cuisses qu'on peut traverser avec une longue alène, les membres sont dans un état de résolution complète, l'œil est saillant, insensible à la lumière, les paupières immobiles, la paupière inférieure paralysée, retombe en bas, et laisse à découvert le globe de l'œil.

Cet état dure trois minutes, on excite alors vivement l'animal, qui fait effort pour se relever ; mais la paralysie des membres inférieurs persiste encore et l'empêche de se tenir debout ; il reste couché ; et cette faiblesse dure encore onze minutes ; au bout d'un quart d'heure depuis le début de l'expérience, l'animal est revenu à l'état normal, sans aucun secours extérieur.

Expérience 74e. — *Acide cyanhydrique au quarantième ; température huit degrés et demi ; inhalations pendant cin-*

quante-cinq secondes ; alternatives de convulsions et de sommeil anesthésique se succédant pendant seize minutes ; réveil; guérison.— Un lapin de force moyenne, robe blanche et brune, fut soumis aux inhalations pendant cinquante-cinq secondes, au bout de ce temps il était entré dans la période convulsive ; on cesse l'emploi des vapeurs. L'animal est étendu sur le côté, ses membres tremblent un peu ; puis, tout à coup il est pris de convulsions si violentes, que par trois fois il est projeté hors de la table d'opération ; ces mouvements se calment et sont remplacés par un opisthotonos très-prononcé : chose remarquable les membres antérieurs sont en convulsions tandis que les inférieurs sont dans le relâchement. Les yeux sont fortement retournés en dehors, on n'aperçoit plus que le tiers de la cornée, et les paupières fermées à moitié, diminuent encore le diamètre de la partie apparente.

A cet appareil formidable qui dure une minute succède un sommeil calme, semblable à celui que produit le chloroforme ; quarante-quatre respirations par minute, le pouls qui avant l'opération était à deux cent dix à cause de l'agitation de l'animal, est descendu successivement à cent quarante et a cent huit. Les convulsions violentes ont cessé, la paralysie leur succède, les paupières ne se ferment plus, l'œil est saillant, la pupille modérément dilatée, ce qui est un bon signe, l'insensibilité est complète aux oreilles et à la cuisse, qu'on traverse à plusieurs reprises d'un stylet, mais les secousses et les mouvements brusques semblent renouveler les convulsions ; au bout de quatre minutes survient la courbure tétanique en avant ou emprosthotonos ; le corps est en demi-cercle, la tête près des pattes de derrière. Cet état convulsif ne dure qu'une demi-minute, l'animal rentre dans un sommeil tranquille avec anesthésie. La respiration est libre, le cœur bat régulièrement, mais à la douzième minute, nouvelle attaque convulsive, dans les membres antérieurs seulement ; c'est une contracture avec tremblement ; la respiration est plus accélérée, à soixant-quatorze ; le cœur reprend une grande fréquence, il est à deux cent vingt-quatre, l'état nerveux dure une minute, le calme anesthésique lui succède encore, à la quatorzième minute, l'œil qui jusqu'alors était resté insensible, et dont la surface était devenue sèche et terne au contact de l'air, commence à retrouver sa sensibilité, les paupières se clignent et le recouvrent, l'animal s'agite, pour reprendre la position verticale ; à la seizième minute, il s'est redressé sur ses pattes de devant, mais il reste encore une grande faiblesse des membres postérieurs, la sensibilité est entièrement revenue, l'animal se rétablit sans autre accident et sans l'intervention d'aucun moyen.

Expérience 75e. — *Acide cyanhydrique au centième, température sept degrés et demi centigrades, inhalations pendant quatre minutes, agitation, paralysie et insensibilité du train postérieur seulement, retour à l'état normal au bout de quatre minutes et demie.* — Un lapin de force moyenne, un peu affaibli par les épreuves des jours précédents, est soumis aux inhalations pendant deux minutes ; à ce moment il éprouve une vive agitation, mais agitation volontaire, sans convulsions; on cesse les inhalations, l'animal éprouve des vertiges, de l'hébétude, la pupille est peu dilatée, il ne peut se tenir sur ses jambes ; le train postérieur est paralysé, d'abord incomplétement, puis d'une manière complète, pendant quelques instants l'insensibilité est absolue aux membres postérieurs, tandis que les oreilles sont encore sensibles ; cet état diminue progressivement; retour à l'état normal, au bout de quatre minutes et demie depuis le début de l'expérience ; l'animal a paru conserver sa connaissance tout le temps.

Expérience 77e. — *Acide cyanhydrique au centième, température sept degrés et demi centigrades, inhalations pendant cinquante secondes, contractures, collapsus, réveil au bout de huit minutes.* — Lapin gris assez fort, soumis aux inhalations pendant cinquante secondes, alors commence la période d'excitation, ce sont d'abord des convulsions violentes, puis le renversement tétanique de la tête en arrière, en même temps la pupille qui jusqu'alors avait gardé ses dimensions normales, se dilate jusqu'aux limites de l'iris, avec tant de rapidité, qu'on peut à peine suivre ce mouvement, elle revient bientôt à sa grandeur normale.

La deuxième période commence, l'animal tombe dans le collapsus, la respiration est rare; environ quinze par minute, le cœur environ à soixante, l'insensibilité complète, au bout de cinq minutes, la sensibilité revient à l'oreille, mais non aux jambes; réveil partiel au bout de huit minutes; la faiblesse des quatre membres persiste jusqu'à la dixième minute; l'animal peut alors se dresser et se tenir sur ses pattes, il ne lui reste que de l'hébétude et de l'étourdissement.

Expérience 78e. — *Acide cyanhydrique au centième, température sept degrés et demi centigrades; inhalations durant trois minutes, contractures; anesthésie; retour rapide de la connaissance, retour plus lent de la sensibilité et du mouvement.* — Lapin de force moyenne, robe grise, aspire les vapeurs cyanhydriques, pendant trois minutes, convulsions générales, puis opisthotonos pendant 1 minute, puis résolution complète, la respiration est rare, trente par minute, le pouls à quatre-vingt-dix environ, la pupille peu dilatée, l'insensibilité est complète d'abord, mais vers la cinquième minute l'animal revient à lui, il relève un peu la tête, le reste du corps est paralysé, les membres sont étendus en croix; cet état dure jusqu'à la douzième minute, le réveil est alors complet.

Expérience 79. — *Acide cyanhydrique au centième, tempé-*

rature de cinq degrés centigrades; *inhalations une minute*; *contractures*; *sommeil anesthésique pendant cinq minutes.* — Lapin de force moyenne, inspirations continuées une minute; on cesse dès qu'il survient de l'agitation ; aussitôt après l'animal éprouve une petite convulsion, puis tombe dans un collapsus tranquille semblable au sommeil produit par l'éther; la respiration est à soixante, le cœur bat aussi soixante fois par minute, la paralysie des membres et l'anesthésie sont un instant complètes, puis se limitent aux membres postérieurs tandis que les oreilles redeviennent sensibles ; le réveil arrive au bout de cinq minutes ; mais il reste de la faiblesse, de l'hébétude, jusqu'à la dixième minute.

§ XXII. — L'Oxygène, antidote de l'acide cyanhydrique.

Nous avions, dans nos premières expériences, employé inutilement les vapeurs d'acide chlorhydrique, l'ammoniaque, les douches d'eau froide et la respiration artificielle, pour rappeler à la vie les animaux ; aucun de ces moyens ne nous paraissant efficace, je songeai à employer l'oxygène.

Si ce moyen réussissait, il venait confirmer notre théorie sur l'antagonisme du carbone et de l'oxygène dans l'organisme.

L'oxygène devait agir de deux manières :

1° En rendant au sang son principe vivifiant, au cœur son stimulant naturel ;

2° En facilitant l'élimination de l'acide cyanhydrique qui, sous cette influence oxydante, doit se transformer en eau, en azote et en acide carbonique.

J'eus soin d'opérer autant que possible, dans les mêmes conditions de chaleur et de dilutions que pour mes premières expériences, afin de pouvoir comparer plus sûrement les résultats.

L'oxygène paraissant réussir pour combattre les effets de

l'acide dilué au centième et au quarantième, j'élevai progressivement la dose jusqu'au cinquième, et je pus constater que toutes les fois que la respiration n'était pas complétement abolie, l'oxygène était efficace pour sauver.

Il suffisait que l'animal eut encore la force de faire deux ou trois inspirations pendant la première minute, pour que le contact vivifiant du nouveau gaz ranimât la vie.

Mais les inhalations oxygénées doivent être continuées un certain temps pour être efficaces, huit à dix minutes au moins ; à plusieurs reprises nous avons interrompu leur emploi avant ce temps, et tous les accidents, déterminés par l'acide prussique, apparaissaient de nouveau. Il semble que l'oxygène soit nécessaire jusqu'à ce que la dernière molécule cyanhydrique ait subi son élimination hors de l'organisme.

Plusieurs fois aussi j'ai remarqué que le retour à la vie suivait une marche inverse de celle de l'anesthésie, le coma se trouvait remplacé par une nouvelle période convulsive qui annonçait le réveil prochain, tandis que, dans l'anesthésie, l'agitation nerveuse précède le sommeil.

C'est ainsi que, suivant les circonstances où l'expérimentateur se trouve placé, l'acte convulsif peut lui annoncer la dernière manifestation de la sensibilité ou son premier retour.

Tout en admettant que l'oxygène peut sauver les individus soumis aux inhalations cyanhydriques, on nous objectera sans doute qu'il est rare que l'on se borne à respirer ce poison, et que dès lors ce moyen ne saurait être applicable à l'homme qui, pour un homicide ou un suicide, donne ou absorbe une certaine dose de poison liquide par les voies digestives, nous répondrons à cela :

1° Que lorsqu'on avale de l'acide prussique, une partie des effets, les plus rapides sans doute, sont dûs à l'inhalation, puisque la bouche étant pleine d'une substance aussi volatile, une partie est nécessairement entraînée dans le poumon par l'acte respiratoire;

2° Que les effets du poison étant tout à fait semblables, absorbé par l'estomac ou inhalé dans le poumon, l'efficacité de l'oxygène doit aussi être la même.

On pourra objecter également que ce secours serait illusoire parce qu'on ne trouverait nulle part de l'oxygène tout préparé, et que le malade serait mort avant qu'on en eût obtenu.

Cela est vrai, mais rien n'empêcherait que les pharmaciens eussent en réserve une certaine quantité d'oxygène pour les cas pressants, comme ils ont tout autre antidote. Déjà cette précaution avait été recommandée, il y a bien des années, par Lavoisier, je crois, pour combattre les asphyxies, il est à regretter qu'on l'ait abandonnée déjà, et nous avons confiance que notre travail, en montrant l'antagonisme du carbone et de l'oxygène dans l'organisme, aidera à régulariser et à décider une mesure aussi importante.

On y trouvera le remède le plus sûr contre toutes les asphyxies carboniques, ammoniacales, sulfhydriques, aussi bien que contre l'empoisonnement par l'acide prussique, le plus énergique de tous.

L'homme, en outre, résiste à ce poison violent bien plus que les animaux, et, s'il peut vivre un quart ou une demi-heure, on peut à coup sûr le sauver.

Peut-être encore pourrait-on employer l'eau oxygénée pour combattre les effets de l'acide prussique ingéré dans l'estomac, on y trouverait un complément de l'action de l'oxygène, un moyen de l'administrer à l'état liquide.

Expérience 80e. — *Acide cyanhydrique au centième; température cinq degrés centigrades; inhalations pendant cent secondes; convulsions; collapsus; emploi à deux reprises de l'oxygène; guérison.* — L'animal est de taille moyenne, plutôt faible ; il a déjà subi plusieurs fois l'influence anesthésique ; on lui fait aspirer les vapeurs, pendant cent secondes, tandis qu'à d'autres expériences, on avait obtenu l'anesthésie sur le même individu en soixante. La saturation fut alors complète, et l'animal éprouva des convulsions si violentes, qu'il s'échappa de nos mains et roula par terre ; on le replace sur la table d'opération, et au bout d'une minute, il tombe dans un état de collapsus complet ; non seulement l'anesthésie était absolue, mais on n'entendait plus les battements du cœur, et dans l'espace d'une minute encore, on ne put compter que deux respirations, puis tout cessa, il y avait mort apparente.

Nous pratiquâmes alors la respiration artificielle, en poussant dans la bouche du lapin un jet d'oxygène, et en pressant alternativement les côtes. Au bout de quelques instants la respiration recommence et se ranime, un nouvel accès de convulsions survient, aussi fort que le précédent, et interrompt l'emploi du gaz. On le reprend le plus vite possible ; on voit alors la pupille extrêmement dilatée, reprendre peu à peu ses dimensions normales, et l'animal revient complétement à lui ; il s'est écoulé six minutes et demie, depuis le début de l'expérience, et trois minutes et demie, depuis l'emploi de l'oxygène.

Expérience 81e. — *Acide au quarantième ; température sept degrés centigrades ; inhalations pendant une minute ; contractures ; collapsus ; mort apparente ; inhalation d'oxygène au bout de quatre minutes ; guérison.* — Lapin de force moyenne, robe brune et blanche, respiration normale, soixante-dix par minute. Inhalations d'acide pendant une minute, on entend alors la respiration stertoreuse et bruyante qui précède les convulsions ; on cesse aussitôt, mais à peine a-t-on posé l'animal sur la table, que les convulsions commencent, la tête se renverse dans l'opisthotonos, et les membres sont en proie aux mouvements les plus violents. Ils durent une demi-minute, puis tous les membres tombent dans l'état de résolution le plus complet avec insensibilité absolue ; en même temps l'animal pousse un cri, qui d'ordinaire présage la mort ; nous voyons la pupille se dilater rapidement, et au bout d'un instant, se resserrer, comme lorsque l'animal doit mourir ; les paupières sont paralysées, l'œil saillant, terni à sa partie supérieure par le contact de l'air, tandis que l'angle externe, placé plus bas, est couvert de larmes, la respiration est entrecoupée, tellement rare, qu'on n'en compte que huit par minute. Le cœur très-faible donne seize battements par minute. Il s'arrête complétement par moments et on n'entend plus qu'un frémissement continu. Au bout de la quatrième minute, l'animal paraît mort, on lui insuffle alors de l'oxygène au moyen d'une vessie à robinet; au bout de deux inspirations espacées par demi-minute, l'animal paraît se ranimer. Au bout d'une minute la respiration devient rapide ; à cinquante-deux, le cœur reprend de la force, il monte à deux cent vingt, obscur ; les paupières reprennent leur clignement ; l'animal semble aspirer le gaz avec avidité, et comme instinctivement. On continue l'emploi de l'oxygène pendant deux minutes (trois litres), puis on cesse et l'animal est abandonné à lui-même, il est dans un sommeil tranquille semblable à celui de l'anesthésie; il y reste encore cinq minutes ; à la dixième minute, depuis le début, il se relève parfaitement remis. Depuis l'emploi de l'oxygène, il n'a éprouvé aucune convulsion, les paralysies ont diminué promptement et l'amélioration a été toujours en augmentant jusqu'à la guérison complète.

Expérience 82'. — *Acide cyanhydrique au cinquième ; température de sept degrés centigrades ; inhalations pendant soixante-quinze secondes : convulsions violentes ; emploi de l'oxygène ; guérison.* — Le lapin fut soumis aux inhalations pendant soixante-quinze secondes, mais avec trois petites interruptions causées par ses résistances. Au bout de ce temps, l'animal éprouve des convulsions très-violentes et du tétanos ; on le pose sur la table et on emploie immédiatement l'oxygène ; le cœur battait encore, mais il était tumultueux, ses bruits étaient sourds et accompagné d'un souffle prononcé ; la respiration s'affaiblissait rapidement et devenait très-rare ; l'anesthésie était complète. L'oxygène fut administré par un tube, terminé par un petit capuchon qui enveloppait la tête de l'animal, lui faisant ainsi une atmosphère artificielle ; dès que le lapin eut commencé à respirer l'oxygène, les convulsions cessèrent comme par enchantement ; la respiration, saccadée et très-rare, devint douce et régulière ; au bout de trois minutes, l'amélioration continuant, on cesse l'emploi de l'oxygène ; mais, quelques secondes plus tard, la respiration devient encore pénible et laborieuse ; elle est surtout diaphragmatique, et les côtes se creusent d'un large sillon, puis il n'y a plus qu'un hoquet nerveux ; les deux coins de la bouche sont convulsivement retirés en arrière, comme dans le rire sardonique. On remet bien vite l'animal sous l'influence de l'oxygène, que l'on continue pendant six minutes ; il se trouve immédiatement mieux. Chose remarquable, pendant qu'il aspire le gaz, l'animal retrouve la sensibilité et la perd aussitôt après. Quand on cesse enfin les inhalations, il survient encore un peu de malaise, mais l'animal a définitivement repris le dessus ; on l'abandonne à lui-même, il est encore dans l'anesthésie, puis il revient spontanément à lui quinze minutes après le début de l'expérience ; il reste encore longtemps faible, trébuchant à droite et à gauche.

Expérience 83e. — *Acide cyanhydrique au cinquième ; température de sept degrés centigrades ; convulsions violentes, mort apparente, emploi de l'oxygène ; guérison.* — Un lapin très-fort qui avait résisté plusieurs fois jusqu'à trois minutes aux inhalations gazeuses au centième, fut soumis cette fois aux inhalations au cinquième, pendant soixante-quinze secondes, il éprouva bientôt une agitation et des convulsions si violentes qu'il s'échapppa des mains et tomba par terre ; on le pose sur la table d'opération ; les convulsions se calment, mais la respiration devient rare et entrecoupée, l'anesthésie est complète, le cœur s'affaiblit rapidement ; au bout d'une minute on ne l'entend presque plus ; on fait alors les inhalations d'oxygène; la respiration se rétablit aussitôt douce et facile, le cœur reprend un peu de force, mais il est tellement rapide qu'on ne peut le compter. L'animal reste insensible même pendant l'emploi du gaz; au bout de quatre minutes on arrête les inhalations d'oxygène, mais il y avait une demi-minute à peine que l'animal était abandonné à lui-même, lorsque la respiration devint encore laborieuse et entrecoupée, puis survinrent de nouvelles convulsions aussi fortes que les premières ; on parvint à maintenir l'animal et à lui redonner l'oxygène pendant les convulsions même, elles cessèrent à l'instant ; on continua lesinhalations pendant deux minutes, l'anesthésie était encore complète ; le réveil spontané a lieu onze minutes après le début de l'expérience.

CONCLUSION.

Notre tâche est terminée maintenant ;

Nous avions à rechercher *quel est l'élément chimique qui spécialement produit l'anesthésie.*

Cet élément, nous l'avons prouvé, c'est : le *carbone.*

Notre démonstration se base sur deux ordres de preuves.

1° *Analyse*, ou preuve tirée de la nature des corps employés ;

2° *Synthèse*, preuve tirée de la quantité ou proportion relative de leurs éléments.

A. *Analyse*, cette preuve repose sur l'élimination successive de toutes les substances autres que le carbone sans altération de la propriété anesthésique.

En effet, nous avons expérimenté:

1° des corps composés d'oxygène et carbone { acide carbonique. oxyde de carbone.

2° des corps contenant azote, hydrogène et carbone { acide cyanhydrique.

Nous avons reconnu à toutes ces substances des propriétés anesthésiques, mais parmi les éléments qui les composent, le carbone seul, se retrouve constamment, tous les autres peuvent manquer tour à tour, sans que l'importante propriété que nous étudions vienne à disparaître.

L'hydrogène, l'azote manquent dans les gaz carbonés, l'oxygène ne se retrouve point dans l'acide prussique.

C'est donc le carbone, qui par sa présence dans tous ces corps détermine leur action sur le système nerveux, c'est le carbone qui anesthésie.

S. *Synthèse*, si le carbone possède véritablement ce pouvoir, on peut, en variant ses proportions relatives, faire varier également sa puissance.

C'est précisément ce que démontre encore l'étude de ces trois substances, l'acide carbonique où le carbone est en proportion égale à celle de l'oxygène, est bien moitié moins fort que l'oxyde de carbone, où le carbone est en proportion double de celle de l'autre corps composant.

L'*acide prussique* est encore plus énergique, parce que le carbone ne s'y trouve plus modéré par la présence de l'oxygène.

Si donc il est vrai jusqu'à un certain point de dire que plus un corps est riche en carbone plus il est anesthésique.

Il faut bien forcément en tirer cette conclusion, que le carbone est véritablement le corps anesthésique par excellence.

Mais il faut, comme nous l'avons dit plus haut, qu'il soit

pour cela dans une combinaison facilement assimilable pour l'organisme, il faut qu'il ait quitté sa forme cristalline ou métallique, pour prendre la forme d'un gaz ou d'une vapeur, alors il peut pénétrer dans l'intimité de l'organisme, et modifier le système nerveux, dans les actes les plus importants et les plus intimes de notre existence.

Il est facile en outre de définir le rôle de l'oxygène ;

Si ce gaz adoucit et modère l'action du carbone dans les corps composés dont il fait partie, comme on le voit dans l'étude comparée de l'oxyde de carbone et de l'acide carbonique, nous devions en conclure aussi que donné en inhalation, il devait être l'antagoniste le plus puissant, l'antidote le plus efficace, de tous les corps carbonés, voilà pourquoi nous avons voulu compléter leur étude par celle de l'oxygène.

Nous y avons peu insisté pour l'acide carbonique, parce que nous n'avons point eu besoin de rappeler à la vie les animaux, et que d'ailleurs d'anciennes expériences ont montré l'efficacité de l'oxygène contre l'asphyxie simple.

Les nôtres et celles de Withe montrent ce gaz efficace contre les effets de l'oxyde de carbone.

Enfin, nous avons couronné son étude et notre œuvre, en le montrant encore efficace contre les accidents si graves et si rapides de l'acide cyanhydrique.

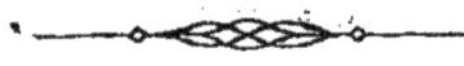

Metz. — Typ. J. VERRONNAIS, rue des Jardins, 14.

www.ingramcontent.com/pod-product-compliance
Ingram Content Group UK Ltd.
Pitfield, Milton Keynes, MK11 3LW, UK
UKHW020344230726
13925UKWH00003B/953

9 782014 044690